Mechanical Ventilation Pocket Guide

人工呼吸管理
ポケットガイド

大野博司

中外医学社

謹告 本書記載の治療法，薬剤の投与量や投与方法などにつきましては最新かつ正確を期するよう努めておりますが，医学・医療は常に進歩しており，記載された内容が正しい内容でなくなることもございます．

　したがいまして，実際の治療に際しては常に細心の注意を払われるようお願いいたします．本書の記載内容がその後の医学・医療の進歩により本書刊行後に変更された場合，従来の治療法や医薬品による不測の事故に対し，著者ならびに出版社はその責を負いかねます．

はじめに

　人工呼吸器について学習することは集中治療を専門としない医師，レジデント，コメディカルにとって難しくとっつきにくいことです．国内でもたくさんの人工呼吸器関連の書籍が出版されていますが，多くが専門医向けに書かれていたり分担執筆で大著となっており，一冊を通して読めて実践的に使いこなせる本は限られているのが現状かと思います．

　本書は，13年以上にわたりICUベッドサイドで日々悩みながら人工呼吸器管理および呼吸ケアに関わってきた著者が，主に集中治療以外の医師，レジデント，コメディカル向けに，実際の現場での人工呼吸器管理についての基本的事項・注意点，合併症とその対応についてわかりやすくコンパクトにまとめたものです．またベッドサイドに常に携帯できるサイズなので臨床現場ですぐ参照できるようにしました．ぜひ本書を通して人工呼吸の基本を身につけてもらえたらと思います．

　日々の臨床現場でのプラクティスと，クリティカルケアでの重症患者ケアにベッドサイドで24時間365日支え続ける当院のICU/CCUナース向けに行ってきた定期的な勉強会が本書の根幹となっています．このささやかな本が今まで以上に日々のクリティカルケアでの診療に役に立ち，ひいては目の前の患者さんの予後になんらかのよい変化が起こることを祈って．

　2018年厳しい残暑の中　いつものICU奥にて

　　　　　　　　　　　　　　　　　　　大野博司

小さなガイドブックですが，多くの人たちの励ましと仕事の合間での癒やしがあってこそ作り上げることができました．

梅津慎一，山口剛史，舩田紗葉，好士﨑真，香林悟，今井毅，山本綾，谷口優子，関歩美，田川和香奈，堀内美希，東あずさ，堂山貢司，倉愛香，進藤盛智，前田依里，瀬戸口隼人，早瀬裕介，松尾衿佳，森山栞菜，植田彩乃，長谷川智子，山脇麻美，宝地翼，兼田知弥，大津亜祐実，井幡ちひろ，田中綾乃，大塚瑞貴，森末千春，田邉安啓，大鐘由晴，土山あすか，安藤瑞穂，水嶋将吾，藤田一成，加藤尚，伊吹厚洋，福原祐樹，田村文，立川志帆，住田鋼一，水野克彦，菅原政貴，宮前伸啓，鈴木学，林理生，岩田啓芳，片山順平，生野真嗣，川口慎治，中妻賢志，岩切正樹，張耀明，中村嘉，夜久英憲，夜久愛，牛丸俊平，南卓馬，間野公介，中西陽祐，西山聖也，土岐博之，池田宜央，丸山高弘，藤originalText元輝，植木あゆみ，花房克行，石田真樹，川津邦裕，村上貴文，村上冴子，竹内沙永子，山﨑真也，彌重匡輝，太田悠太郎，駒井翼，中田智之，井藤英之，山路哲雄，伊左治良太，廣松直樹，山﨑岳志，田原美南，倉壮二郎，佐伯慧，岩内大佑，西岡敬貴，守屋真里菜，加藤亜由子，田中秀美，蔵恵理香，北本沙知，好士﨑敦子，山本令子，田中雅美，千葉瑠璃（敬称略）

　割烹はらだ，祇園一道，祇園にしかわ，割烹いいもり，小鍋やいさきち，美碧，八寸，割烹もず，炭火焼肉の店しょうき，九良右エ門

　最後に大切な家族—両親，兄，姉，妻有美に感謝します．

Contents

- ⓪ 人工呼吸器管理を成功させるためのキーポイント ……… 1
- ① 人工呼吸器管理のための
  呼吸器の解剖生理エッセンシャル ……… 3
- ② 呼吸不全 ……… 19
- ③ 酸素療法 ……… 27
- ④ NIV ……… 34
- ⑤ 人工呼吸器管理：
  ① 挿管・人工呼吸器管理の適応と基本構造 ……… 42
- ⑥ 人工呼吸器管理：② 基本―圧・量換気とモード
  （トリガー，ターゲット，サイクル） ……… 46
- ⑦ 人工呼吸器管理：③ モード，設定パラメータ ……… 49
- ⑧ 人工呼吸器管理：④ 初期設定 ……… 61
- ⑨ 人工呼吸器管理：⑤ グラフィック，同調・非同調 ……… 64
- ⑩ PEEP と auto-PEEP ……… 69
- ⑪ 重症低酸素血症・急性呼吸促迫症候群 ARDS の
  治療戦略・治療オプション ……… 74
- ⑫ 人工呼吸器離脱・ウィーニング ……… 82
- ⑬ 鎮痛と鎮静 ……… 87

- ⑭ 加温加湿 **96**
- ⑮ 人工呼吸器管理の合併症 **99**
- ⑯ トラブルシューティング **105**
- ⑰ 吸入療法 **111**
- ⑱ 人工呼吸器管理ルーチンケア **116**
- ⑲ ディスプレイ，アラーム設定，モニタリング **121**
- ⑳ 人工呼吸器管理のための有用な
  公式・図表・略語集 **127**
- 付 付録：人工呼吸器チェックシート **137**

参考文献 **141**

索引 **142**

Column	ARDS の早期発見・早期治療
	－今日からあなたも ARDS ハンター！－

- ① **79**
- ② **135**

人工呼吸器管理を成功させるための キーポイント

その1

呼吸ケアの4つのデバイス：① 従来の酸素療法 COT，② 高流量鼻カニュラ HFNC，③ 非侵襲的人工呼吸器 NIV，④ 挿管・人工呼吸器管理 IMV のそれぞれのメリット・デメリットを生かした呼吸管理を行う

その2

挿管・人工呼吸器管理時には原疾患の改善とともに早期離脱が可能かどうかを毎日評価し自発覚醒テスト SAT・自発呼吸テスト SBT を行う

その3

挿管・人工呼吸器管理開始時は A/C（assist/control, ACV）モードを選択すると大部分のケースで問題なく呼吸管理ができる

その4

重症呼吸不全・急性呼吸促迫症候群 ARDS の治療・予防も含め，過度な1回換気量は避け，適切な PEEP および駆動圧 DP（driving pressure）を意識した挿管・人工呼吸管理を行う

その5

挿管・人工呼吸器管理では① 人工呼吸器開始時の十分な人工呼吸器サポート，② 早期離脱のための自発呼吸温存，の2つの時期を意識して管理を行う

その6

挿管・人工呼吸器管理の合併症である人工呼吸器誘発性肺傷害 VILI の予防のため，① (予想体重 IBW および静的コンプライアンス C_{STAT} に基づく) 低1回換気，② 適切な PEEP 設定，③ 早期人工呼吸器離脱をこころがける

その7

挿管・人工呼吸器管理の合併症である人工呼吸器関連肺炎 VAP は，疑った時点で耐性菌を含めた広域抗菌薬で早期に治療を開始し，循環・呼吸状態の安定および培養結果で de-escalation を行う感染症治療の原則に従う

その8

呼吸ケア，挿管・人工呼吸器管理は呼吸不全に対する対症療法であり原疾患の治療とは別である (＝原疾患の治療可能有無にかかわらず患者呼吸のサポートのみ行っていることに注意)

MEMO

1 人工呼吸器管理のための呼吸器の解剖生理エッセンシャル

組織の酸素化

- 人工呼吸器の目的は肺・呼吸器の酸素化・換気をサポートすることであるが，低酸素血症・高二酸化炭素血症の改善以上に，組織の酸素化を優先して行うことが重要

図 1-1　正常時の酸素運搬量 $\dot{D}O_2$ と酸素消費量 $\dot{V}O_2$，混合静脈血酸素飽和度 $S\bar{v}O_2$，中心静脈血酸素飽和度 $S_{CV}O_2$ との関係

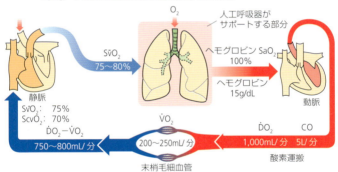

※酸素が 1,000 mL/分運搬され，250 mL/分消費され，最終的に 75%にあたる 750 L/分の酸素が肺に戻ってくることに注意

- 酸素運搬量 $\dot{D}O_2$（oxygen delivery）は 1 分間に運搬される酸素の量 (mL/分)．心拍出量と動脈血酸素含量の積

$$\dot{D}O_2(mL/分) = 心拍出量 CO(L/分) \times 動脈血酸素含量 CaO_2(mL/dL) \times 10$$

※ 10 をかけるのは /dL を /L の補正

- 動脈血酸素含量 CaO_2（O_2 content）は血液 100mL 中に含まれる酸素の量（mL/dL）．ヘモグロビンに結合および血液中に溶解した酸素量の和

$$CaO_2 = (1.34 \times Hb\,(g/dL) \times SaO_2) + (0.003 \times PaO_2)$$

- 動脈血液中に溶解した酸素量はヘモグロビンでの酸素量に比べ非常に小さく無視できる

$$CaO_2 \fallingdotseq 1.34 \times Hb\,(g/dL) \times SaO_2$$

- 酸素運搬量 $\dot{D}O_2$

$$\begin{aligned}\dot{D}O_2 &= CO \times CaO_2 \times 10 \\ &= CO \times [(1.34 \times Hb \times SaO_2) + (0.003 \times PaO_2)] \times 10 \\ &\fallingdotseq CO \times 1.34 \times Hb \times SaO_2 \times 10\end{aligned}$$

- 全身への酸素運搬に関わる因子が，

① 心拍出量 CO
② ヘモグロビン値 Hb
③ 酸素化（＝ヘモグロビン酸素飽和度 SaO_2）

の 3 つによって規定されることがわかる

- 組織への酸素運搬量 $\dot{D}O_2$ 上昇のためには，

① **心拍出量 CO** ⇒ 輸液負荷，強心薬投与（副作用: 過剰輸液，不整脈の問題）
② **ヘモグロビン値 Hb** ⇒ 赤血球輸血（副作用: 感染症，輸血関連肺傷害 TRALI，輸血関連循環血液量過剰 TACO の問題）
③ **ヘモグロビン酸素飽和度 SaO_2** ⇒ 酸素投与，陽圧換気（副作用: 酸素毒性，人工呼吸器誘発性肺傷害 VILI の問題，とくに高 PEEP では著明な前負荷↓⇒心拍出量↓⇒結果として酸素運搬量 $\dot{D}o_2$↓）

表 1-1 酸素運搬・消費パラメータ（安静時 CO 5L/分，Hb 15g/dL）

パラメータ	正常値
心拍出量 CO	5L/分
酸素運搬量 $\dot{D}O_2$	1,000mL/分
酸素消費量 $\dot{V}O_2$	200〜250mL/分
酸素摂取率 O_2ER	0.2〜0.25

※酸素消費量 250mL/分のとき，混合静脈血酸素飽和度（$S\bar{v}O_2$）は 75%

図 1-2 混合静脈血酸素飽和度 $S\bar{v}O_2$ と酸素運搬量 $\dot{D}O_2$，酸素消費量 $\dot{V}O_2$ との関係

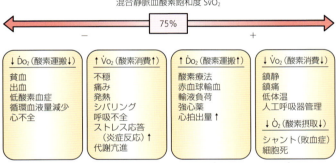

※組織の酸素化改善のためには一般的に，① 酸素供給量 $\dot{D}O_2$↑，② 酸素消費量 $\dot{V}O_2$↓ を行う

MEMO

肺・呼吸器の解剖：肺・気管支，横隔膜・呼吸筋

上気道（鼻腔・口腔，咽頭，喉頭）と下気道（気管，気管支・肺）

- 上気道（口腔・鼻腔・咽頭）は呼吸の面からは開通し大気を加温加湿する．挿管・人工呼吸器管理では上気道をバイパスするため加温加湿が必要になる

図 1-3

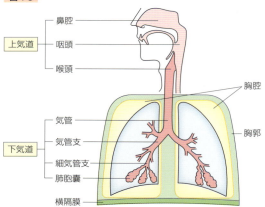

MEMO

図1-4 気管支分枝と肺葉の関係

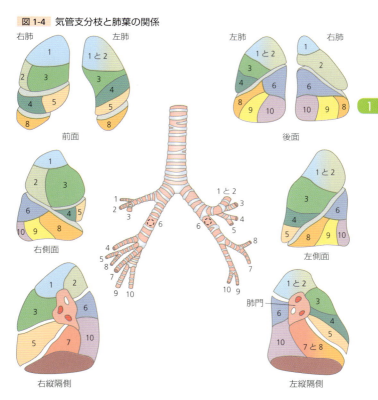

1：肺尖区，2：後上葉区，3：前上葉区，4：外側中葉区，5：内側中葉区，
6：上-下葉区，7：内側肺底区，8：前肺底区，9：外側肺底区，10：後肺底区．

MEMO

気管分岐部から肺胞まで
- 気管から細気管支はガス交換に関係しない（＝解剖学的死腔）
- 呼吸細気管支〜肺胞嚢がガス交換に関係する

図 1-5 気道の名称と分岐

気道			気道分岐次数	内径
伝導部位		気管	0	20
	気管支	主気管支	1	10
		葉気管支	2	7〜6
		区域気管支	3	
		亜区域気管支	4	6〜2
	細気管支	小気管支	5	2〜0.5
		細気管支	〜	
		終末細気管支	16	0.5
呼吸部位	呼吸細気管支		17	0.3〜0.2
			18	
			19	
	肺胞管		20	0.1
			21	
			22	
	肺胞嚢		23	

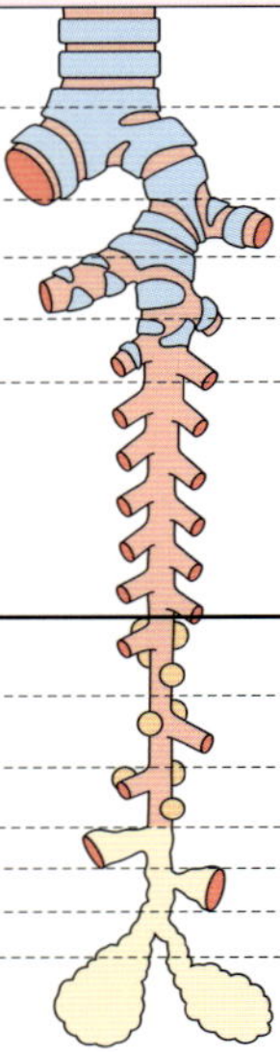

- 図1-3 図1-5 を簡略化し，人工呼吸の面からは2つに分ける
  ① 気道抵抗－上気道〜下気道：細気管支まで
  ② 弾性抵抗－下気道：呼吸細気管支〜肺胞嚢と胸郭

MEMO

横隔膜の動きと呼吸

- 吸気: **横隔膜**と**外肋間筋**の収縮が重要
- 呼気: 呼吸筋は使用されず受動的な弛緩
- 努力呼吸時は呼吸補助筋(胸鎖乳突筋,斜角筋,大胸筋など)が使用される

図 1-6

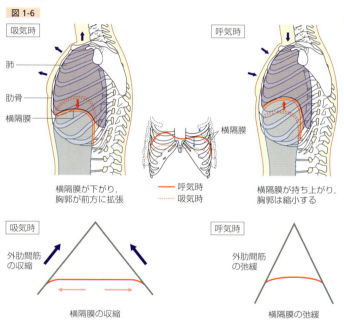

MEMO

気道抵抗と肺実質・肺外コンプライアンス

- 肺・呼吸の解剖を簡略化すると，挿管・人工呼吸器下では，① 上気道は挿管チューブでバイパスされること，② 肺・気管は，主に換気に関わる部分（気管～細気管支："気道抵抗"として重要），主にガス交換に関わる部分〔呼吸細気管支～肺胞囊："肺コンプライアンス（弾性抵抗）"として重要〕の２つに分かれる．そして，胸腔を介して胸郭・横隔膜で接し，吸気時は横隔膜収縮が必要であり呼気時は受動的に起こることを理解する

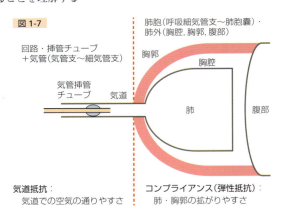

図 1-7

気道抵抗：
　気道での空気の通りやすさ

コンプライアンス（弾性抵抗）：
　肺・胸郭の拡がりやすさ

MEMO

呼吸生理①：呼吸と気道抵抗・コンプライアンス，呼吸仕事量・運動式，時定数

- 人工呼吸器管理には① 換気，② 酸素化の 2 つの役割がある
  ① 換気 ventilation：挿管チューブから気管（気管支〜細気管支），吸気時に O_2 を吸入し呼気時に CO_2 を呼出する
  ② 酸素化 oxygenation：肺胞（呼吸細気管支〜肺胞嚢），肺胞-間質-血管-赤血球の間で O_2 ガス交換．吸気時，呼気時両方（または呼吸停止時にも！）で常に O_2 ガス交換が行われている

気道抵抗（R）：気道での空気の通りやすさ
- 気道抵抗増加→空気が通りにくい，気道抵抗低下→空気が通りやすい
- <u>人工呼吸器管理での気道抵抗を決める因子：</u>
  ① 呼吸器回路，② 挿管チューブ（太い⇒抵抗低下，細い⇒抵抗増加），③ 気管〜細気管支

コンプライアンス（C）：肺・肺外の拡がりやすさ
- 一定の圧変化（ΔP）に対する容量変化（ΔV）を表す：$C = \Delta V / \Delta P$
  例：圧を 5 → 15cmH₂O に上げたら（PEEP 5 で PS 10 の場合），1 回換気量 V_T 500mL 入った
  ⇒ $C = 500 \div (15-5) = 50 mL/cmH_2O$
- とくに静的コンプライアンスは肺・胸郭の状態だけを反映
  コンプライアンス低下→肺が拡がりにくい，胸部 X 線で"白い肺"にみえる
  コンプライアンス上昇→肺が拡がりやすい，胸部 X 線で"黒い肺"にみえる

呼吸仕事量
- 呼吸仕事量は，① 気道の粘性抵抗に打ち勝つ力と② 肺・胸郭の弾性抵抗に打ち勝つ力の 2 つからなる．抵抗，コンプライアンスの異常が呼吸仕事量を増やす
  ① 気道抵抗の異常—気道閉塞，喘息重積，COPD 急性増悪
  ② コンプライアンスの異常—肺自体（心不全，ARDS），肺外〔胸腔（気胸，胸水），胸郭（フレイルチェスト，円背），腹部（腹部コンパートメント症候群）など〕

呼吸の運動式 Equation of motion

- 呼吸仕事量を理解する上で,呼吸の運動式が役に立つ.
  これは,① 気道の粘性抵抗にかかる圧,② 肺・胸郭の弾性抵抗にかかる圧,③ PEEP の和で表される

> **・呼吸の運動式**
> 気道内圧(人工呼吸器,または呼吸筋にかかる圧)
> =R(気道抵抗)×F(流速) + V(換気量)/C(コンプライアンス) + PEEP
> ① 気道の粘性抵抗にかかる圧   ② 肺・胸郭の弾性抵抗にかかる圧   ③ PEEP

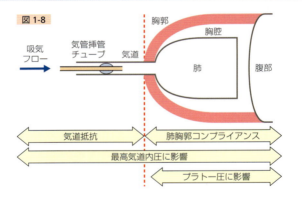

図 1-8

MEMO

時定数

- 時定数は気道抵抗Rと肺コンプライアンスCの積で求められる
- 時定数の3〜4倍が呼気にかかる時間
  ⇒呼気時定数の3倍以上あれば十分に呼気時間が確保される

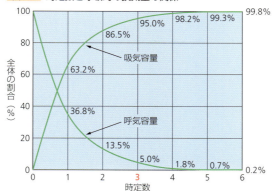

図1-9 時定数と呼吸時の換気量の関係

時定数と呼気時間

図1-10 正常肺，COPD，ARDSでの時定数

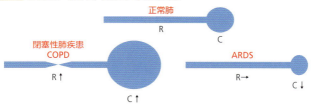

- COPD：閉塞性障害　C↑（肺胞が膨らみすぎており，また弾性力が弱いため元々の大きさに戻るまで時間がかかる），R↑（呼気ガスの気道移動に時間がかかる），時定数↑⇒呼気に時間がかかる
- ARDS：拘束性障害　C↓（肺胞虚脱ですぐにぺちゃんこになる），Rかわらず，時定数↓⇒呼気に時間がかからない

呼吸生理②：換気, 換気式, 機能的残気量 FRC, 酸素カスケード

図 1-11 70kg の成人での一般的な呼吸パラメータ

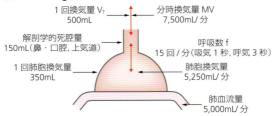

分時換気量 MV ＝呼吸数 f × 1 回換気量 V_T（1 回肺胞換気量＋死腔換気量）

換気と CO_2 排出

- 体内では末梢組織で絶えず CO_2 が産生され, 血液中から肺胞換気により肺, 気道を通して排出される
- $PaCO_2 \propto \dfrac{CO_2 \text{産生量}}{\text{肺胞換気量}}$

  の関係があり, $PaCO_2$ は CO_2 産生量と比例し, 肺胞換気量に反比例する
- CO_2 産生量が一定だとすると, 図 1-12 のようになる
- また,

  1 回換気量 V_T ＝肺胞換気量＋死腔換気量

  であり,

  $PaCO_2 \propto \dfrac{CO_2 \text{産生量}}{1 \text{回換気量} - \text{死腔換気量}}$

  となり, ① CO_2 産生量, ② 1 回換気量, ③ 死腔換気量の変化で $PaCO_2$ 値は影響を受けることがわかる

図 1-12 CO_2 産生量一定のときの肺胞換気量と $PaCO_2$ の関係

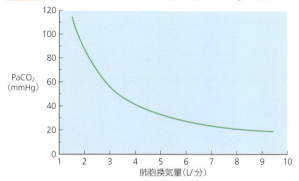

肺胞換気↑ ⇒ $PaCO_2$ ↓ 　　　肺胞換気↓ ⇒ $PaCO_2$ ↑

そのため,

① $PaCO_2$ ↑ ⇒ 呼吸数↓, 1回換気量↓, 死腔換気量↑で起こる
② $PaCO_2$ ↓ ⇒ 呼吸数↑, 1回換気量↑, 死腔換気量↓で起こる
（CO_2 産生量が変わらない場合）

MEMO

機能的残気量 FRC（functional residual capacity）

- 呼気終末の時点で開いている呼吸細気管支～肺胞嚢の容量．酸素化で最も重要な指標
- FRC ↓ ⇒ 酸素化悪化
  FRC ↑ ⇒ 酸素化改善（※なぜなら O_2 ガス交換は吸気・呼気時の両方で行われているため，吸気より長い呼気における FRC の割合が酸素化を決める）

図 1-13 人工呼吸器での換気と機能的残気量 FRC の関係

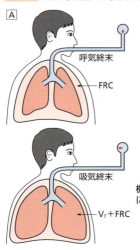

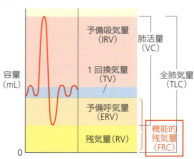

機能的残気量 FRC：呼気終末（＝はききった時）に膨らんでいる肺胞面積が酸素化を規定する！

肺胞虚脱 ⇒ FRC ↓ ⇒ 酸素化増悪
- 左肺胞正常，右肺胞虚脱でFRC ↓

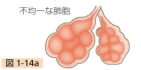

不均一な肺胞

図 1-14a

肺胞虚脱改善 ⇒ FRC ↑ ⇒ 酸素化改善
- 左右の肺胞虚脱なく FRC ↑

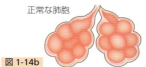

正常な肺胞

図 1-14b

※いかに虚脱した肺胞を少なくし FRC を確保するかが大切
（＝とくに人工呼吸器管理では適切な PEEP 値を設定する）

酸素カスケード

- 大気中から細胞内ミトコンドリアまでの酸素の濃度は酸素カスケードで表される

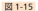

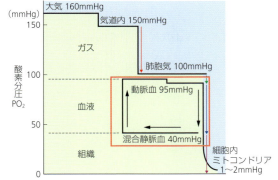

※赤枠部分については 図1-1 (☞p.3) も参照

- **大気中の酸素分圧**：大気圧は P_B 760mmHg,酸素濃度 F_IO_2 21%,窒素 79%
  大気中の酸素分圧 $PO_2 = P_B ×$ 酸素濃度 $F_IO_2 = 760 × 0.21 = 160$ mmHg
- **気管内の酸素分圧**：気管内は上気道で加湿され水蒸気圧が入る
  水蒸気圧 P_{H_2O} 47mmHg
  気管内の酸素分圧 $P_IO_2 = (P_B - P_{H_2O}) × F_IO_2$
  $= (760 - 47) × 0.21 = 150$ mmHg
- **肺胞内酸素分圧 P_AO_2**：肺胞内ではさらに二酸化炭素分圧が入る
  肺胞内二酸化炭素分圧 P_ACO_2 は血液中の二酸化炭素分圧 $PaCO_2$ から求められる

$$P_ACO_2 = \frac{PaCO_2}{呼吸商} (呼吸商: 0.8)$$

$$\begin{aligned}
P_AO_2 &= (P_B - P_{H_2O}) × F_IO_2 - P_ACO_2 \\
&= (P_B - P_{H_2O}) × F_IO_2 - (PaCO_2 / 呼吸商) \\
&= (760 - 47) × 0.21 - (40/0.8) = 100 \text{ mmHg}
\end{aligned}$$

- 肺胞内の酸素分圧と動脈血酸素分圧は等しいのが理想的であるが,正常でも換気血流不均等があるため(☞ p.23 図 2-6),P_AO_2 と PaO_2 には差があり,A-a Gradient (A-aDO$_2$)(肺胞-動脈酸素圧較差)とよぶ.正常は 10mmHg(または,年齢÷4+4)以下

  ・低酸素血症+A-aDO$_2$ 正常
   ⇒肺胞は正常であり,吸入酸素濃度↓か換気不全が原因
  ・低酸素血症+A-aDO$_2$ 上昇
   ⇒換気血流不均等,拡散障害,シャントが原因

MEMO

2 呼吸不全

- 動脈血中の酸素分圧 $PaO_2 < 60mmHg$ を呼吸不全という
- 低酸素血症（Ⅰ型呼吸不全），高二酸化炭素血症（Ⅱ型呼吸不全）と，急性か慢性（慢性呼吸不全急性増悪，3カ月以上続く）かで分類される
- 低酸素血症，高二酸化炭素血症ともに呼吸困難を含め症状が非特異的であるため，動脈血液ガス分析（PaO_2, $PaCO_2$ 値）で診断する

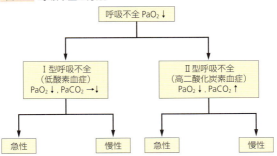

図 2-1 呼吸不全の分類

呼吸不全が循環動態に与える影響

- 低酸素血症⇒ ① 心臓，全身血管：心拍数↑，心拍出量↑，末梢動脈拡張
  ② 肺動脈（全身血管とは異なる）：血管収縮⇒血管抵抗↑
     ⇒肺高血圧，右心負荷（最終的には"肺性心"）

- 高二酸化炭素血症⇒血管拡張，とくに脳血管拡張で頭蓋内圧亢進↑
  （頭痛，瞳孔散大）

I型呼吸不全：低酸素性呼吸不全＝ガス交換不全

- $PaO_2 < 60mmHg$, $PaCO_2$ 正常〜低下
- 急性Ⅰ型呼吸不全ではpH↓，乳酸↑など循環不全を伴うことが多い

原因と考え方

酸素カスケード内で原因が分類される（☞ p.17 図1-15）

図2-2 酸素カスケードとⅠ型呼吸不全

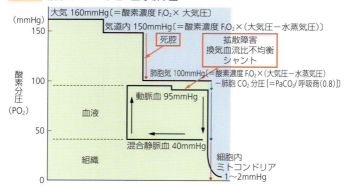

Ⅰ型呼吸不全のよくある原因

- 喘息重積
- 急性呼吸促迫症候群（ARDS）
- 肺炎
- 肺塞栓
- 心原性肺水腫
- 肺気腫/COPD

I型呼吸不全の病態生理

① 酸素濃度低下：火災での酸素濃度低下，潜水など
② 大気圧低下：高地
③ 肺胞低換気（肺胞二酸化炭素分圧 P_ACO_2 ↑）：
  肺胞内酸素分圧 $P_AO_2 = (大気圧 P_B - 水蒸気圧 P_{H_2O}) \times 酸素濃度 F_IO_2 - P_ACO_2$
  ※ P_ACO_2 ↑でも F_IO_2 ↑で速やかに P_AO_2 ↑となり酸素化が改善する
④ 拡散障害：労作運動や酸素濃度 F_IO_2 ↓で著明な低酸素血症．二酸化炭素運搬は障害されない

図 2-3 拡散障害

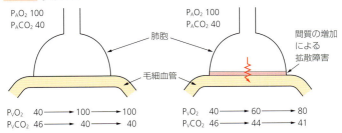

★肺胞と血流の圧較差で O_2 と CO_2 が移動
  ⇒間質↑で肺胞と毛細血管・赤血球までの距離が離れると圧較差が大きい O_2 は時間がかかる
  ⇒労作や酸素濃度 F_IO_2 ↓で著明な低酸素血症を起こすが，二酸化炭素運搬は障害されない

⑤ 換気血流比不均衡：酸素濃度 F_IO_2 ↑で改善　図 2-4 ～ 図 2-6
- 肺内は正常でも重力の影響で局所により換気と血流比が異なり，シャントから死腔までが混在する
⑥ シャント：換気がないため酸素濃度 F_IO_2 ↑でも，ガス交換できず酸素化は改善しない
  ⇒高濃度酸素投与に反応しない低酸素血症はシャントを考える

図 2-4 肺局所での換気血流比不均衡－"シャント"から"死腔"まで

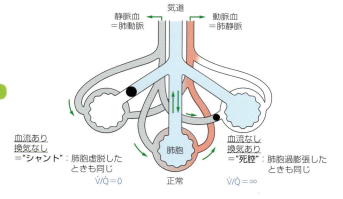

図 2-5 立位での肺局所での換気血流比不均衡
－正常時でも$\dot{V}/\dot{Q}$ミスマッチは存在
－呼吸器疾患で$\dot{V}/\dot{Q}$ミスマッチが増悪する

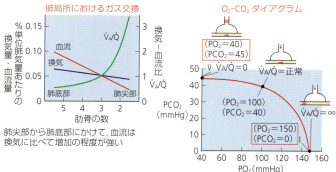

肺尖部から肺底部にかけて，血流は換気に比べて増加の程度が強い

✓ シャント≒混合静脈血 PO_2 と PCO_2 値に近づく
✓ 死腔≒大気 PO_2 と PCO_2 値に近づく

図 2-6 立位での肺局所（肺尖〜肺底部）での換気血流比不均衡 — 正常時でも V̇/Q̇ ミスマッチは存在

✓ 換気 V — 肺尖部
換気不良・低下(肺尖〜肺底部)
- 胸腔内圧：↓↓↓
- 肺胞：すでに拡張，コンプライアンス低い(膨らみにくい)

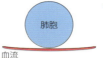

✓ 血流 Q — 肺尖部
血流少ない
(≒死腔 V̇/Q̇ ↑)

✓ 換気 V：正常

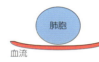

✓ 血流 Q：正常

✓ 換気 V — 肺底部
換気中等度
- 肺胞：小さく，コンプライアンス高い(膨らみやすい)

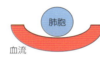

✓ 血流 Q — 肺底部
血流多い
- 血管拡張
(≒相対的に V̇/Q̇ ↓)

低酸素血症への対応

表 2-1

原因	治療
低換気	F_IO_2 ↑，肺胞換気 ↑
換気血流比不均衡	F_IO_2 ↑，CPAP をかける
肺内シャント	F_IO_2 ↑，CPAP をかける
拡散障害	F_IO_2 ↑，利尿薬，ステロイド(?)
大気圧低下	高所から下山
吸入酸素濃度低下(F_IO_2<21%)	F_IO_2 ↑

※吸入酸素濃度低下の特殊な場合を除いて，酸素投与はあくまで対症療法であることに注意

MEMO

II型呼吸不全：高二酸化炭素性呼吸不全＝換気不全

- $PaO_2 < 60\,mmHg$, $PaCO_2 > 45\,mmHg$
- 慢性II型呼吸不全急性増悪ではpH↓，乳酸↑など循環不全を伴うことが多い(安定した慢性II型呼吸不全はpH，乳酸ともに正常値に近い)

原因と考え方
- 解剖学的には3つの部位に分けて考える

> ① **大脳・脳幹→脊髄→末梢神経→神経筋接合部→呼吸筋**
>   昏睡，頭蓋内圧亢進，頭部外傷，薬剤（オピオイド，鎮静薬），脊髄（ALS，脊髄損傷，ポリオ），末梢神経疾患（Guillain-Barré症候群，ジフテリア），神経筋接合部疾患（重症筋無力症，ボツリヌス，有機リン中毒，筋弛緩薬），筋疾患（筋ジストロフィー）
> ② **胸郭異常**
>   肋骨骨折・フレイルチェスト，横隔膜破裂，側弯症，高度肥満，腹部コンパートメント症候群
> ③ **肺・呼吸器－とくに死腔換気，上気道閉塞と関係する**
>   急性喘息重積，上気道閉塞，肺気腫/COPD，気管支拡張症，閉塞性睡眠時無呼吸症候群

II型呼吸不全のよくある原因
- 臨床で最も多いII型呼吸不全は肺気腫/COPDである

II型呼吸不全の病態生理
- $PaCO_2 \propto \dfrac{CO_2 産生量}{肺胞換気量}$

  $\propto \dfrac{CO_2 産生量}{1回換気量 - 死腔換気量}$

  であるため（☞ p.14 参照）
- 換気と$PaCO_2$の式より，① 換気自体の低下，② 死腔換気↑による換気低下，③ CO_2産生↑により起こる
  ① 換気↓：中枢神経・末梢神経・神経筋接合部・筋疾患
  ② 死腔換気↑：肺・呼吸器疾患
  ③ CO_2産生↑：敗血症，熱傷，多発外傷，炭水化物摂取量↑

呼吸不全への実践的なアプローチ

図 2-7

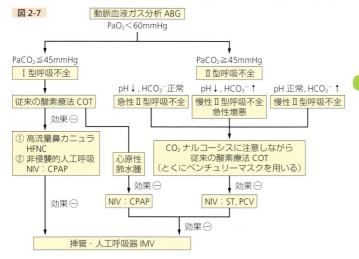

※NIV, HFNC ともに開始後 1, 2, 6 時間で効果判定する. 有効でないならねばらず挿管・人工呼吸器管理へと進む
※心原性肺水腫以外の I 型呼吸不全では HFNC を第一選択とする

MEMO

急性呼吸不全と酸素療法・呼吸ケア

- **呼吸不全への治療デバイスは4つ**
  ① 従来の酸素療法 COT（☞ 3 章）
  ② 高流量鼻カニュラ HFNC（☞ 3 章）
  ③ 非侵襲的人工呼吸器 NIV（☞ 4 章）
  ④ 挿管・人工呼吸器 IMV
- **治療オプション・デバイスの使用目的**
  ① 高濃度酸素投与
  ② CPAP 効果による機能的残気量 FRC 改善
  ③ 圧サポートによる換気補助
  ④ 気道確保

表 2-2　4つの治療オプション・デバイスの使い分け

	高濃度酸素投与	CPAP 効果による機能的残気量 FRC 改善	圧サポートによる換気補助	気道確保
酸素投与 COT	△〜○	×	×	×
高流量鼻カニュラ HFNC	○	△〜○	×〜△	×
非侵襲的人工呼吸器 NIV	○	○	○	×
挿管・人工呼吸器 IMV	○	○	○	○

×：適していない，△：一部適している，○：適している

図 2-8

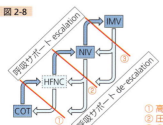

① 高濃度酸素，FRC 改善（COT と HFNC の違い）
② 圧換気補助，確実な圧（HFNC と NIV の違い）
③ ①＋②＋気道確保（NIV と IMV の違い）

3 酸素療法

酸素療法の適応と治療開始・目標濃度

適応
- 急性の呼吸不全で低酸素血症を伴う場合:$PaO_2 \leq 55mmHg$, $SpO_2 \leq 88\%$
- 慢性の呼吸不全で著明な低酸素血症を伴う場合:$PaO_2 \leq 50mmHg$
  ※急性呼吸不全では $PaO_2 \leq 60mmHg$ とすることもある

治療開始・目標濃度
- CO_2 貯留リスクなし:$SpO_2 < 92\%$(もしくは$< 94\%$)で開始,目標 $92 \sim 96\%$
- CO_2 貯留リスクあり(COPD,円背,神経筋疾患など):$SpO_2 < 88\%$ で開始,目標 $88 \sim 92\%$

酸素療法での高流量・低流量

- 体重60kg,1回換気量 V_T $6 \sim 8mL/kg$ で1秒で吸う場合,1分あたり $20 \sim 30L/$ 分となる
  ⇒ 30L/分以上の流量で酸素投与:高流量(=投与酸素全てを吸える)
  ⇒ それ以下の流量で酸素投与:低流量(=大気を一部吸いこむ)
- 低流量システム⇒患者の呼吸パターンの影響を受ける
- 高流量システム⇒患者の呼吸パターンの影響が少なく,正確な濃度の酸素投与が可能

MEMO

酸素療法の分類

表 3-1

デバイス	酸素流量	リザーバー容量	酸素濃度 FiO_2 投与可能濃度	変動性
低流量システム				
鼻カニュラ	1〜5L/分	なし	24〜40%	あり
酸素マスク	6〜10L/分	100〜200mL（マスク内）	35〜50%	あり
リザーバーマスク（部分再呼吸あり）	>10L/分	600〜1000mL	40〜70%	あり
リザーバーマスク（再呼吸なし）	>10L/分	600〜1000mL	60〜80%	あり
高流量システム				
ベンチュリーマスク	>60L/分	100〜200mL（マスク内）	24〜50%	なし
高流量鼻カニュラ HFNC	〜60L/分	なし	21〜100%	ほぼなし

※高流量システムで加温・加湿をかけたい場合，レスピフロー・インスピロンネブライザーがあるが，高濃度酸素は投与できない

酸素療法のアルゴリズム

図 3-1 酸素を投与する際のフローチャート

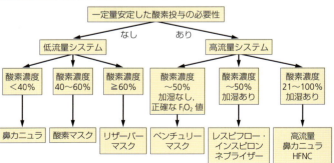

低流量システムでの酸素投与量

表 3-2

鼻カニュラ		酸素マスク		リザーバーマスク	
酸素流量 (L/分)	酸素濃度 (%)	酸素流量 (L/分)	酸素濃度 (%)	酸素流量 (L/分)	酸素濃度 (%)(部分再呼吸の場合)
1	24				
2	28				
3	32				
4	36				
5	40				
		5〜6	40		
		6〜7	50	6	60 (40)
		7〜8	60	7	70 (40〜50)
				8	80 (50〜70)
				9	90 (70)
				10	90〜 (70〜90)

※酸素濃度はおおまかな目安であり,呼吸パターンの影響を受ける

MEMO

高流量システム：インスピロンネブライザーと
レスピフローネブライザー

インスピロンネブライザー

- 単に加湿のみ
  30L/分以下でもよい，または適宜ネブライザー吸入
- 酸素濃度を保ちながら加湿をかける
  30L/分以上の組み合わせを探す 表3-3
  ① 35% 6L/分，② 40% 8L/分，③ 50% 11L/分

表3-3

O_2流量（L/分）		4	5	6	7	8	9	10	11	12	13	14	15
酸素濃度ダイアル	100%	4.0	5.0	6.0	7.0	8.0	9.0	10.0	11.0	12.0	13.0	14.0	15.0
	70%	6.4	8.1	9.7	11.3	12.9	14.5	16.1	17.7	19.3	21.0	22.6	24.2
	50%	10.9	13.6	16.3	19.1	21.8	24.5	27.2	30.0	32.7	35.4	38.1	40.9
	40%	16.6	20.8	24.9	29.1	33.3	37.4	41.6	45.7	49.9	54.1	58.2	62.4
	35%	22.6	28.2	33.9	39.5	45.1	50.8	56.4	62.1	67.7	73.4	79.0	84.6

レスピフローネブライザー

- 単に加湿のみ
  30L/分以下でもよい，または適宜ネブライザー吸入
- 酸素濃度を保ちながら加湿をかける
  30L/分以上の組み合わせを探す 表3-4
  ① 28% 6L/分，② 33% 6L/分，③ 35% 6L/分，
  ④ 40% 7L/分

表3-4

酸素流量（L/分）	ダイヤル目盛り（酸素濃度）						
	28%	33%	35%	40%	60%	80%	98%
3	14.0	13.2	12.8	11.5	6.5	4.6	3.5
4	19.7	18.6	17.4	14.6	8.6	5.8	4.0
5	27.5	25.4	24.1	20.8	12.0	7.8	5.9
6	35.3	32.2	30.1	24.2	13.7	9.1	7.0
7	42.2	40.1	37.2	30.7	17.3	10.7	8.4
8	47.9	46.6	42.2	35.6	18.9	12.0	9.9
9	53.2	54.4	48.9	38.9	21.7	14.2	11.2
10	57.3	61.0	57.2	44.7	23.5	14.8	12.5

高流量システム：ベンチュリーマスク

図 3-2

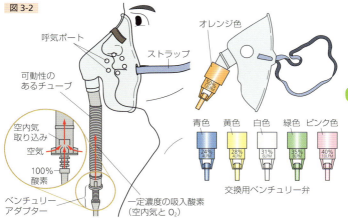

表 3-5 ベンチュリーマスクの設定酸素濃度と酸素流量

酸素流量	設定酸素濃度
青色, 4L	24%
黄色, 4L	28%
白色, 6L	31%
緑色, 8L	35%
ピンク色, 8L	40%
オレンジ色, 12L	50%

MEMO

高流量システム：高流量鼻カニュラ HFNC

- 正確な高濃度酸素を十分に加温加湿し鼻カニュラを用いて投与できる

図 3-3 ① 専用鼻カニュラ，② 熱線付き吸気回路，③ 加温加湿器，④ 酸素流量計の 4 つから構成

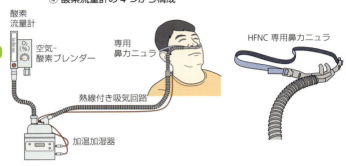

表 3-6　HFNC の生理的効果

酸素濃度上昇
- 高流量酸素による室内気吸入防止
- 鼻腔・咽頭腔酸素リザーブによる酸素化改善
- 気道死腔量軽減

CPAP 効果
- 無気肺軽減，死腔換気軽減し換気血流比改善
- 低コンプライアンス改善
- 内因性 PEEP に対し呼吸仕事量軽減

快適性向上
- 十分に加温・加湿された鼻カニュラによる耐用性向上

MEMO

表 3-7　HFNC の適応と禁忌

適応	禁忌
急性低酸素性呼吸不全 ● 軽症 ARDS ● 肺炎 ● 心不全 ● 喘息 ● 間質性肺炎 ● DNR (do-not-resuscitate) ケース **抜管後** ● 心臓外科術後 ● COPD など CO_2 貯留で NIV 使用できない場合 **処置時** ● 挿管前酸素化 ● 気管支鏡検査 ● 上部内視鏡検査 ● "自発呼吸あり", "NIV 考慮するも閉所恐怖などで装着不可能"	● 意識障害患者: ① 応答なし, ② 不穏, ③ 協力してくれない ● 気道閉塞 ● 顔面外傷, 顔面変形 ● 大量気道分泌物 ● 誤嚥リスク ● 循環不全: ショック, 不整脈, CPR 後 ● 呼吸停止

実践的な設定例

- HFNC 設定項目は① 温度, ② 流量, ③ 酸素濃度の 3 つであり, 使用時は可能な限り閉口する

術後 (開心術, 腹部外科)
・開始: 温度 37℃, 流量 40L/ 分, FiO_2 0.4
・離脱: 温度 37℃, 流量 20L/ 分, FiO_2 0.25 以下
※ 1, 2 時間使用して効果判定 (〜 6 時間)
※一般的には人工呼吸器離脱後に 12 〜 24 時間使用

急性呼吸不全
・温度 37℃, 流量 50L/ 分以上, FiO_2 0.6 以上

気管支鏡, 上部内視鏡検査
・温度 37℃, 流量 60L/ 分, FiO_2 0.6 以上

4 NIV

非侵襲的人工呼吸 NIV とは

- NIV は,気管挿管および気管切開を行わず施行する人工呼吸器管理
- ① 胸郭外から陰圧で肺を膨らませるタイプ:NINPV (noninvasive negative pressure ventilation)と,② 挿管せずにマスク型人工呼吸器で気管内から陽圧で肺を膨らませるタイプ:NPPV (noninvasive positive pressure ventilation)があり,現在 NIV の大部分は NPPV を指す

図 4-1 実際の NIV 回路

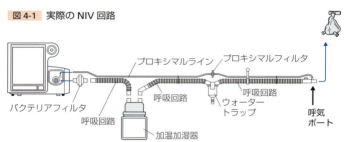

- シングルサーキット:吸気・呼気ともに 1 本回路で行う
- 呼気ポート:シングルサーキットのため意図的リークとして呼気ポートがある
- 加温加湿器,ウォータートラップ:上気道バイパスはないが急性呼吸不全では加温加湿が重要
- 圧感知ライン(プロキシマルライン):NIV は圧感知によりリーク補正で一定圧を維持させる

MEMO

NIV インターフェース

- NIV インターフェースは，① トータルフェイスマスク，② 鼻マスク，③ フェイスマスク，がある
- 超急性期・クリティカルケアではフェイスマスクかトータルフェイスマスクを用いる

トータルフェイスマスク
顔面全体を覆うマスク．

図 4-2

メリット
- マスクフィッティングが容易でリーフが少ない．
- 快適性が高い．

デメリット
- 会話困難，分泌物の排出困難．

鼻マスク
鼻用マスク．小型でさまざまなタイプ，サイズがある

メリット

図 4-3

- 生理的な気道の通過
- 患者が感じる違和感が少ない
- 会話が可能である
- 分泌物の排出が比較的容易である

デメリット
- 鼻から送り出されている換気ガスが口から漏れてしまう

フェイスマスク
鼻と口の両方にアクセスするマスク．フィットする最小のサイズを選ぶ（死腔を少なくするため）

図 4-4

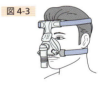

メリット
- 換気ガスが口から漏れないため，同調性が高い

デメリット
- 会話困難，分泌物の排出困難

NIVモード

CPAP
- 吸気・呼気全てにおいて一定圧＝CPAPがかかる
- 陽圧により上気道閉塞の解除および下気道での無気肺予防・肺胞虚脱改善効果がある
- 換気サポートはないため，無呼吸時のバックアップを考慮する

図4-5

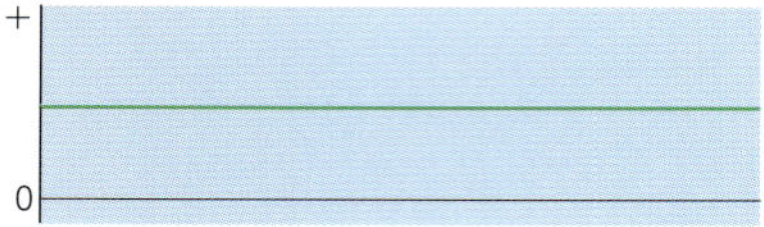

BiPAP: ST, PCV
- 吸気，呼気で2相性に圧を調整する
- 吸気時＝IPAP，呼気時＝EPAP で IPAP＞EPAP である
- IPAP － EPAP の圧差により換気サポートが行える

図4-6

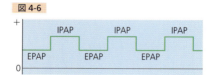

MEMO

NIV 適応−疾患および急性呼吸不全で禁忌を除外した導入法

- 疾患としての適応：① COPD 急性増悪，② 心原性肺水腫，③ 免疫不全患者の呼吸不全（とくに両肺野浸潤影を伴う），④ 術後換気不全（とくに肺気腫/COPD の既往）

Step 1: 換気補助が必要であるかどうかを判断する
- 急性呼吸不全の症状：呼吸困難感，普段以上の呼吸苦進行，呼吸数＞24，呼吸補助筋の使用，奇異呼吸・シーソー呼吸
- 動脈血液ガス分析異常：$PaCO_2$＞45mmHg，pH＜7.35，PaO_2/F_IO_2＜200

Step 2: NIV 使用が禁忌となる患者かどうかを判断する
- 呼吸停止
- 状態が不安定（低血圧，ショック，心筋虚血，コントロールできない不整脈）
- 気道保護困難（咳嗽反射，嚥下反射の消失）
- 口腔内・気道分泌物多量
- 不穏，非協力的（呼吸不全自体の治療，自発呼吸を残した鎮静を行うことで不穏・非協力的が改善する可能性あれば必ずしも禁忌ではない）
- 顔面外傷・熱傷，顔面術後，インターフェース装着困難な解剖学的異常

Step 3: Step 1 を満たし，Step 2 にあてはまらないケースならば NIV の適応ありと考えて，速やかに開始する

MEMO

NIV から挿管・人工呼吸器管理に変更するタイミング

- NIV 装着後 1, 2, 6 時間での呼吸パターン,動脈血液ガス分析で判断
- NIV でねばらず挿管・人工呼吸器管理へのタイミングは遅らせない

・呼吸停止
・呼吸数＞35 回/分
・呼吸補助筋の使用・奇異性呼吸
・低酸素血症進行:PaO_2 40mmHg, PaO_2/F_iO_2＜200
・アシドーシス進行:pH＜7.25,
　高二酸化炭素血症進行:$PaCO_2$＞60mmHg
・意識レベル低下,傾眠・嗜眠
・循環不安定(低血圧,ショック,心不全進行)

MEMO

NIV 合併症

表 4-1 インターフェイスによる合併症

	合併症	頻度	対応
鼻マスク	マスク不快感	30〜50%	ストラップを緩める．マスク再装着．マスク変更
	皮膚発疹	10〜20%	局所ステロイド．皮膚科コンサルト
	鼻翼潰瘍	5〜10%	ストラップを緩める．皮膚保護材．マスク変更
	鼻腔閉塞	ときどき	局所うっ血除去薬．フェイスマスクへ変更
フェイスマスク	マスク不快感	30〜50%	ストラップを緩める．マスク変更
	閉所恐怖症	10〜20%	患者を安心させる．マスク変更
	皮膚発疹，鼻翼潰瘍	10〜20%	局所ステロイド．皮膚科コンサルト．ストラップを緩める．皮膚保護材
	死腔増大	マスクによる	マスク変更
	吐物誤嚥	稀	スポンジマスク内挿入，ストラップの迅速な取り外し

表 4-2 NIV 作動中の圧・流量による合併症

	合併症	頻度	対応
圧	不快感	20〜50%	吸気圧を下げる
	耳・鼻腔の痛み	10〜20%	吸気圧を下げる
	胃膨満感	30〜40%	圧全体を下げる．胃液吸引
	気胸	稀	過剰な吸気圧を避ける．胸腔ドレーン留置
流量	鼻，口腔内充血	50%	局所ステロイド．うっ血除去薬．抗ヒスタミン薬
	鼻，口腔内乾燥	30〜50%	鼻腔生食洗浄．加湿．エアリークを減らす
	目の違和感	33%	潤滑目薬．ストラップ調整．マスク変更

表 4-3 NIV 自体による合併症

合併症	頻度	対応
誤嚥	5%	注意深い患者選択 適宜胃液吸引を行う
粘液栓	稀	注意深い患者選択 十分な輸液 咳嗽介助 呼吸理学療法
重度低酸素血症	呼吸不全の原疾患による	注意深い患者選択 高流量酸素投与 呼気圧 EPAP を上げる
低血圧	稀	注意深い患者選択 十分な輸液 吸気圧を低くする

実際の NIV 初期設定

- **CPAP** ⇒ 心原性肺水腫,閉塞性睡眠時無呼吸

  CPAP: F_iO_2 1.0, CPAP 5〜10cmH$_2$O

- **BiPAP: ST モード,PCV モード** ⇒ COPD 急性増悪,I 型急性呼吸不全(HFNC が使用できない場合)

  ST, PCV ともに F_iO_2 1.0, IPAP 8, EPAP 4, 呼吸数 f 15〜20(開始時は自発呼吸数より高めに設定),吸気時間 Ti 0.8〜1.2 秒

※呼吸促迫が強い場合は PCV モードを選択し自発呼吸数の有無に関係なく吸気時間を十分に確保することで,PaO_2 55〜75mmHg となるよう適宜 F_iO_2 を調整し BiPAP にのせる.

モニタリング

① 意識状態(意識レベル低下の有無)
② 精神状態(不穏・錯乱の有無.せん妄が強い場合にはデクスメデトミジンやプロポフォールなどの使用,呼吸困難が強い場合はフェンタニル,ケタミンの使用を考慮)
③ 呼吸パターン:同調しているか,頻呼吸・低呼吸,努力性呼吸,奇異性呼吸,ファイティング,胸郭の動き
④ 気道クリアランス
⑤ 舌根沈下の有無
⑥ バイタルサイン,動脈血液ガス分析
⑦ マスク装着部の状態

MEMO

NIV 設定変更とトラブルシューティング

① 酸素化が悪く,PaO_2 を上げる
　－EPAP を上げる,F_IO_2 を上げる
② 二酸化炭素貯留があり,$PaCO_2$ を下げる
　－IPAP または PS (IPAP-EPAP) を上げる
③ NIV と患者呼吸を同期させる
　－マスクフィットの問題がないか確認する
　　⇒マスクストラップがきつい, ゆるい, リークがないか確認する
　－トータルフェースマスクへの変更を考慮する
　－EPAP を上げて auto-PEEP を相殺する
　－気管支拡張薬を使用し auto-PEEP を改善する. 頻呼吸で苦しそうな場合, ST ⇒ PCV モードに変更し吸気時間を確保するとともに呼吸数を自発呼吸以上にして NIV にのせ, 鎮痛・鎮静薬の使用も検討する
④ 1 回換気量・分時換気量が少ないため, 1 回換気量・分時換気量を上げる
　－IPAP または PS (IPAP-EPAP) を上げる
　－バックアップの呼吸数を上げる
⑤ 風が強い
　－IPAP または PS (IPAP-EPAP) を下げる
　－ライズタイム (吸気立ち上がり時間) 設定を遅くする

MEMO

5 人工呼吸器管理: ① 挿管・人工呼吸器管理の適応と基本構造

挿管・人工呼吸器の4つの適応

① 急性および慢性呼吸不全急性増悪（COPD急性増悪，間質性肺炎）による換気不全

- とくに pH 7.20 以下で意識レベルが悪い，無呼吸・呼吸停止のケースでは非侵襲的人工呼吸器 NIV でねばらず速やかに挿管・人工呼吸器管理とする

② 急性呼吸不全および重症低酸素血症，急性呼吸促迫症候群 ARDS

- 重症低酸素血症で高流量鼻カニュラ HFNC，NIV で早期の改善が得られない場合や無呼吸・呼吸停止，ショック・全身状態不良の場合は早期の挿管・人工呼吸器管理とする
- 挿管・人工呼吸器管理のメリットは，① 確実な高濃度酸素投与，② リークのない確実な PEEP 効果（高 PEEP 含む）による FRC 維持，③ 確実な換気補助，④ リークのない確実な気道確保，の4点

③ 咳嗽反射消失などでの気道保護困難（脳幹梗塞，急性薬物中毒）

- とくに大量誤嚥・窒息リスクがある場合

④ 上気道狭窄・閉塞（喉頭蓋炎，顔面外傷）

- ケースは少ないが挿管・人工呼吸器管理の絶対適応

呼吸促迫（低酸素血症，高二酸化炭素血症）を示唆する所見

- 頻呼吸，呼吸困難，チアノーゼ，頻脈，高血圧・低血圧，発汗過多，鼻翼呼吸・呼吸補助筋使用，不穏・せん妄，傾眠，意識障害
- 身体所見を参考にしながら，動脈血液ガス分析結果も含めて判断する

ガス交換不全,換気不全の検査所見

① $PaO_2 < 55 \sim 60 mmHg$
② $pH \leq 7.25$ で $PaCO_2 > 50 mmHg$
③ COPD など慢性Ⅱ型呼吸不全で $PaCO_2$ ベースから $5 \sim 10 mmHg \uparrow$ および $pH \leq 7.30$

Ⅰ型,Ⅱ型呼吸不全と挿管・人工呼吸器管理の考え方 (☞ p.25 図 2-7)

Ⅰ型呼吸不全(=ガス交換不全)
酸素療法⇒ HFNC (⇒ NIV) ⇒挿管・人工呼吸器管理

Ⅱ型呼吸不全(=換気不全)
酸素療法⇒ NIV ⇒挿管・人工呼吸器管理

Ⅰ型/Ⅱ型呼吸不全で HFNC/NIV に禁忌あり
⇒直接,挿管・人工呼吸器管理

※Ⅰ型/Ⅱ型呼吸不全とも HFNC/NIV 使用し 1, 2, 6 時間で治療効果を判定し,改善が乏しい場合は挿管・人工呼吸器管理を躊躇しない

人工呼吸器管理の目的

- 適切な酸素化と肺胞換気をサポートしながら肺胞過膨張を避け,患者・人工呼吸器の同調性を維持し,auto-PEEP を避け,酸素濃度は可能な限り下げる (F_IO_2 0.21 を目指す) ように管理する

MEMO

人工呼吸器の基本構造

図 5-1 一般的な人工呼吸器回路図

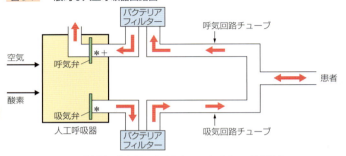

＊：フロー（流量）と換気量の計測部位　＋：気道内圧の計測部位

吸気時のガスの流れ

- 吸気弁⇒バクテリアフィルター⇒Yピース吸気回路⇒加湿器（加温加湿器ないし人工鼻）⇒患者

で吸気回路チューブ，挿管チューブ（ないし気切チューブ）を通る

呼気時のガスの流れ

- 患者⇒Yピース呼気回路⇒バクテリアフィルター⇒呼気弁

で挿管チューブ（ないし気切チューブ），呼気回路チューブを通る

- 1回ごとの換気量，フロー（流量）は呼気弁・吸気弁の両側で計測，気道内圧は呼気弁側で計測

MEMO

加温加湿器 HH と人工鼻 HME の取り付け

図 5-2 人工呼吸器回路図(加温加湿器付き)

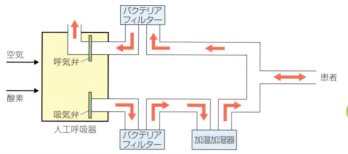

加温加湿器 HH は吸気回路チューブ内に取り付ける

図 5-3 人工呼吸器回路図(人工鼻付き)

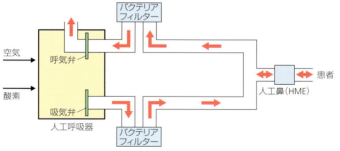

一方,人工鼻 HME は Y 字チューブより患者側に取り付ける

MEMO

6 人工呼吸器管理:② 基本—圧・量換気とモード(トリガー,ターゲット,サイクル)

人工呼吸器とは

- 人工呼吸器は① 換気 ventilation と② 酸素化 oxygenation を行う

  ① 換気:"CO_2 排出"—CO_2 と分時換気量は反比例の関係(☞ p.15 図 1-12)
    分時換気量 MV=呼吸数 f×1 回換気量 V_T(肺胞換気量+死腔換気量)
  ② 酸素化:酸素濃度 F_IO_2 と PEEP で調節

- 陽圧換気により圧または流量(フロー)(流速×時間)で"吸気のみ"サポートし,呼気時は陽圧換気がなくなり"受動的"に行われる

人工呼吸器理解のための 2 つのポイント

圧換気と量換気

表 6-1

	圧制御 pressure control	量制御 volume control
1 回換気量	状況により変化	一定
最高気道内圧	一定	状況により変化
プラトー圧	一定	状況により変化
吸気流量	漸減または状況により変化	一定
吸気時間	一定	一定
換気回数	最低限は設定 (自発呼吸があると増加)	最低限は設定 (自発呼吸があると増加)
自発呼吸出現時のポイント	・同調性が高い ・吸気努力が強いと 1 回換気量および経肺圧が非常に高くなる	・同調性が悪い ・吸気努力が強くても 1 回換気量は決まっており経肺圧は高くなりにくい

モード:トリガー,ターゲット,サイクル 図 6-1

① **トリガー trigger**:吸気開始時のタイミング
  自発呼吸なし⇒一定時間でトリガー
  自発呼吸あり⇒"圧トリガー"と"フロートリガー"の2つ
② **ターゲット target**:どの程度まで吸気時に陽圧換気を行うか
  "決まった圧"までか"決まった流速(フロー)"までかの2つ
③ **サイクル cycle**:吸気⇒呼気に変更するタイミング
  "時間"と"流速(フロー)"の2つ

図 6-1 量換気(矩形波)での,① トリガー,② ターゲット,③ サイクル

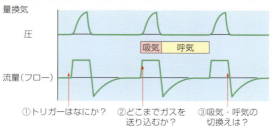

①トリガーはなにか? ②どこまでガスを送り込むか? ③吸気・呼気の切換えは?

● この3点から① 量制御,② 量調節,③ 圧制御,④ 圧調節,⑤ 圧支持は 表 6-2 図 6-2 のように分類される

表 6-2

呼吸様式	トリガー	ターゲット	サイクル
量制御 volume control(VC)	時間	流速(フロー)	流量または時間
量調節 volume assist(VA)	患者	流速(フロー)	流量または時間
圧制御 pressure control(PC)	時間	圧	時間
圧調節 pressure assist(PA)	患者	圧	時間
圧支持 pressure support(PS)	患者	圧	流速(フロー)

※量換気では,"設定された流量=流速×時間"のうち2つを決めると自動的に3つのパラメータが決まる.
  例:流量 400mL,(吸気)時間1秒⇒流速 0.4L/秒

図 6-2

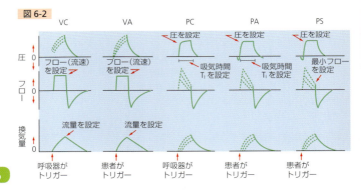

量換気と圧換気：フロー時間曲線

- フロー時間曲線から，量換気（① 矩形波，② 漸減波）と，圧換気（漸減波）に分類される

図 6-3 量制御換気（VCV）での流速パターン：矩形波型と漸減波型

漸減波型のほうが圧上昇が少なく，人工呼吸器と患者の同調性がよい．また矩形波型に比べ吸気時間が長くなることに注意

圧制御換気（PCV）での流速パターン

PCV では漸減波型のみである

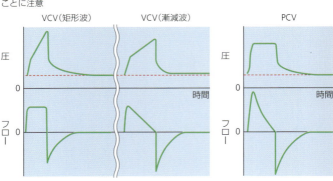

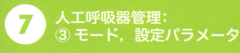

7 人工呼吸器管理: ③モード, 設定パラメータ

5つの基本的なモードでの呼吸様式

表 7-1

モード	VC	VA	PC	PA	PS	自発呼吸
量ACV	✓	✓				
圧ACV			✓	✓		
量SIMV	✓	✓			✓	✓
圧SIMV			✓	✓	✓	✓
圧支持PSV					✓	

ACV: 補助調節換気, SIMV: 同期式間欠的強制換気, VC: 量制御, VA: 量調節,
PC: 圧制御, PA: 圧調節, PSV: 圧支持換気

5つのモード (ACV, SIMV, PSV, PRVC, APRV) と大手メーカーでの名称

表 7-2

	Medtronics PB840/980	CareFusion Avea/Vela	Maquet Servo u	Hamilton G5	Dräger Evita V500
VACV	A/C (VC)	VAC	VC	(S) CMV	VC-AC
PACV	A/C (PC)	PAC	PC	(P)-CMV	PC-AC
VSIMV	SIMV (VC)	VSIMV	SIMV (VC)	SIMV	VC-SIMV
PSIMV	SIMV (PC)	PSIMV	SIMV (PC)	P-SIMV	PC-SIMV
PSV	SPONT (PS)	CPAP/PSV	PS/CPAP	SPONT	PC-PSV
PRVC	VC+	PRVC	PRVC	APV	VC-AC (Autoflow), PC-AC (VG)
APRV	BiLEVEL	BiPhasic	Bi-Vent	APRV	PC-APRV

VACV: 量ACV, PACV: 圧ACV, VSIMV: 量SIMV, PSIMV: 圧SIMV,
PRVC: pressure-regulated volume control,
APRV: airway pressure release ventilation

呼吸様式

ACV (assist/ control)
- 圧ないし量換気が自発呼吸の有無に関係なく全ての呼吸をサポートする
  - 自発呼吸なし,または自発呼吸が設定呼吸数以下⇒①,②
  - 自発呼吸が設定呼吸数以上⇒③

図 7-1

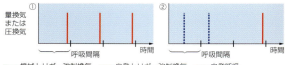

SIMV
- 圧ないし量換気が設定呼吸数分の呼吸をサポートする,設定呼吸数以上の場合は自発呼吸のみとなる
  - 自発呼吸なし,または自発呼吸が設定呼吸数以下⇒①,②
  - 自発呼吸が設定呼吸数以上⇒④

※ ACV と SIMV の大きな違いは自発呼吸が設定数以上ある場合の呼吸サポートが異なる

図 7-2

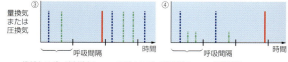

自発呼吸, PSV
- 吸気トリガー,呼吸サイクルは全て自発呼吸となる⇒⑤
- 適宜,圧支持 PS をかけるとターゲットが設定圧となる

図 7-3

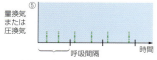

ACV

VACV（量換気）：(A)：矩形波, (B)：漸減波（PACV の波形に類似する）

図 7-4

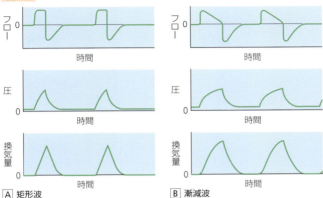

A 矩形波　　　　　　　　　　　　B 漸減波

- フローが矩形波と漸減波の 2 つに分かれる
- 人工呼吸器または患者呼吸努力が吸気をトリガーし，一定の流速（フロー）をターゲットとして，流量または時間で吸気サイクルが終わる

設定項目：
① 1 回換気量 V_T, ② 呼吸数 f, ③ 吸気時間 T_i, フロー, ④ F_iO_2,
⑤ PEEP

MEMO

PACV（圧換気）

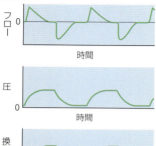

図 7-5

- 人工呼吸器または患者呼吸努力が吸気をトリガーし，一定の圧をターゲットとして，時間で吸気サイクルが終わる

設定項目：
① 吸気圧 Pi, ② 呼吸数 f, ③ 吸気時間 Ti, ④ F_iO_2, ⑤ PEEP

MEMO

PRVC（圧制御量換気）

- 圧換気の欠点であった1回換気量 V_T を保証するよう，目標とする1回換気量に近づくように，呼吸努力・コンプライアンスに応じて吸気圧を調整するモード
- 設定された圧上限の中で目標とする1回換気量に近づくように調整するため，必ずしも1回換気量が正確な値にはならない

図 7-6

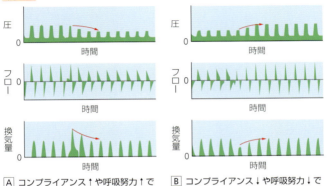

A コンプライアンス↑や呼吸努力↑で圧が低下

B コンプライアンス↓や呼吸努力↓で圧が上昇

- 人工呼吸器または患者呼吸努力が吸気をトリガーし，前の1回換気量を目標とした圧をターゲットとして，時間で吸気サイクルが終わる

設定項目：
① 1回換気量 V_T，② 呼吸数 f，③ 吸気時間 Ti，④ F_IO_2，⑤ PEEP，
⑥ 圧上限（≦PEEP+25cmH$_2$O で設定）

MEMO

SIMV: VSIMV（量換気），PSIMV（圧換気）

図 7-7

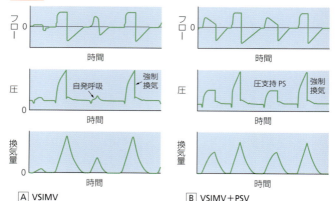

A VSIMV   B VSIMV + PSV

- 強制換気は量換気，圧換気を選択する
- 自発呼吸は適宜圧支持 PS を付加する

※強制換気と自発呼吸での換気のされ方が異なるため，自発呼吸のある患者で使用する場合は非同調になりやすい

VSIMV（量 SIMV）

設定項目：
① 1回換気量 V_T，② 呼吸数 f，③ 吸気時間 Ti，フロー（流速），
④ F_IO_2，⑤ PEEP，⑥ PS

PSIMV（圧 SIMV）

設定項目：
① 吸気圧 Pi，② 呼吸数 f，③ 吸気時間 Ti，④ F_IO_2，⑤ PEEP，⑥ PS

PSV

- 自発呼吸でトリガーされ設定した圧 PS がターゲットで自発吸気流速（フロー）により呼吸サイクルが決まる

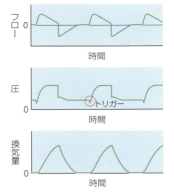

図 7-8

設定項目：
① PS，② F_iO_2，③ PEEP
患者呼吸努力が呼吸数 f，吸気流速（フロー），1 回換気量 V_T を決める

※最新の機種では患者の呼吸との同調性を高めるため，
① 吸気開始時立ち上がり（Rise Time）
② 吸気→呼気サイクル〔最高吸気流速（フロー）に対する割合（%）〕の微調整が可能となっている

APRV

☞ p.77 参照．

パラメータの設定と考え方

- 人工呼吸器設定のパラメータは，① 換気と② 酸素化に分けて考える

  ① 換気：分時換気量，1回換気量，1回吸気圧，呼吸数，吸気時間，吸気・呼気比，流速・フロー
  ② 酸素化：酸素濃度，PEEP

図7-9

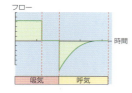
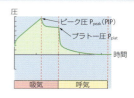

- 代表的なモードである量換気VACV（矩形波・呼気ポーズあり）の波形でパラメータの設定と考え方をみていく

1回換気量 V_T (VACV, VSIMV, PRVC)

- 身長から理想体重IBWを求める（☞ p.127 参照）
- 正常：6～8mL/kg IBW で設定
- ARDS：4～6mL/kg IBW で設定
- V_T > 10mL/kg IBW を超えないようにモニタリングする
- 人工呼吸器は吸気1回換気量 V_{TI}，呼気1回換気量 V_{TE} をモニタリングし，ふつう $V_{TI}=V_{TE}$
- V_{TI} と V_{TE} に差があるとリークを考える
  - V_{TI} 低下⇒低酸素症，無気肺，低換気になる
  - V_{TI} 上昇⇒過換気，量肺損傷 volutrauma，低二酸化炭素血症になる
  ※分時換気量 MV (V_E)：1回換気量 V_T × 呼吸数 f
  正常 V_E：5～8L/分（10L/分以上だと呼吸仕事量が多いと考える）
  - V_E 低下⇒低酸素症，高二酸化炭素血症になる
  - V_E 上昇⇒過換気，O_2 ガス交換不十分を示す
- 人工呼吸器では吸気分時換気量 MV_{IN}，呼気分時換気量 MV_{EX} がモニタリングされ，$MV_{IN}=MV_{EX}$．差があるとリークを考える

吸気圧 Pi (PACV, PSIMV, PSV)

- 吸気圧 Pi 15〜25cmH$_2$O で設定
- 1回換気量 V$_T$ 6〜8mL/kg となるように 5cmH$_2$O ずつ調整

> ※人工呼吸器の圧モニター (☞ p.126 図19-5)
>
> a) 最高気道内圧 PIP, ピーク圧 P$_{peak}$:吸気時の最高圧
>   - 肺・気道全体 (気管〜細気管支+肺胞細気管支〜肺胞嚢) にかかる吸気最高圧
>   - 気道開通性を示す
>   - ピーク圧 P$_{peak}$ ↑ ⇒ 喘息重積, COPD 急性増悪, 粘液栓で気道閉塞, 挿管チューブ閉塞
>   - ピーク圧 P$_{peak}$ ↑ ⇒ 圧肺損傷 barotrauma リスク↑
>   - ピーク圧 P$_{peak}$ 上限:一般的に設定 PEEP+25〜30cmH$_2$O を超えないようにする
>
> b) 吸気プラトー圧 P$_{plat}$:量換気 (漸減波) で吸気プラトーでフロー (流速) がゼロとなる圧
>   - とくに肺・胸郭コンプライアンスに関わる圧を反映
>   - 肺コンプライアンス↓ ⇒ P$_{plat}$ ↑, 肺コンプライアンス↑ ⇒ P$_{plat}$ ↓
>   - プラトー圧 P$_{plat}$ ↑ ⇒ 圧肺損傷 barotrauma リスク↑
>   - プラトー圧 P$_{plat}$ 上限:一般的に設定 PEEP+駆動圧 driving pressure 15〜20cmH$_2$O を超えないようにする
>   - プラトー圧 P$_{plat}$ ↑ ⇒ ARDS, 肺線維症, 腹部コンパートメント症候群
>
> c) 平均気道内圧 MAP, P$_{mean}$:呼吸サイクル全体で肺・気道全体にかかる圧の平均値
>   - PEEP ↑ ⇒ MAP, P$_{mean}$ ↑
>   - 時間経過による MAP, P$_{mean}$ の変化をモニタリングする
>
> d) 静的コンプライアンス static compliance, C$_{stat}$
>   - 一般的に肺コンプライアンス, 肺弾性力を示す
>   - 肺外 (胸郭・胸腔・腹部) 疾患でも静的コンプライアンス↑

- $$\frac{V_E}{\text{プラトー圧}\ P_{plat}-PEEP}$$ ，正常＞60mL/cmH$_2$O
- 静的コンプライアンス C_{stat} ↓⇒肺疾患（重症 ARDS，肺炎，肺水腫），胸郭・胸腔疾患（気胸，血胸，胸水貯留，高度肥満，胸郭変形など），腹部疾患（大量腹水，腹部コンパートメント症候群など）

e) 動的コンプライアンス dynamic compliance, C_{dyn}
- 肺弾性力と気道抵抗力を示す
- $$\frac{V_E}{\text{ピーク圧}\ P_{peak}-PEEP}$$ ，正常 40～50mL/cmH$_2$O
- C_{dyn} ↓⇒気道抵抗↑，粘液栓で気道閉塞，挿管チューブ閉塞，気管攣縮
- C_{stat} ↓，C_{dyn} ↓⇒無気肺，気胸，肺水腫，片肺挿管

呼吸数 f, 吸気時間 Ti, I：E 比
呼吸数 f
- 12～16 回 / 分で設定
- ARDS で低 1 回換気を行う場合, 18～25 回 / 分で設定

吸気時間 Ti
- 0.8～1, 2 秒で設定
- auto-PEEP がある場合, 吸気時間を短縮させる必要がある
- 吸気時間 Ti ↑⇒酸素化改善, auto-PEEP リスク↑
- ※気道抵抗 R，コンプライアンス C から呼気時定数 RC を求めて，3×RC 以上の吸気時間を確保できるように吸気時間を設定することが重要（☞p.13）

I：E 比
- 1：2 で設定
- 喘息重積, COPD 急性増悪では 1：3, 1：4 と呼気を延長させる
- 重度の低酸素血症・ARDS では 1：1 まで呼気短縮, さらに吸気時間＞呼気時間にすることもある

酸素濃度 F_IO_2
- 低酸素は必ず避けるため 1.0（＝100%）でスタート
- $SpO_2 ≧ 88\%$, $PaO_2 ≧ 55mmHg$ を維持するように 0.05 〜 0.1（5〜10%）ずつ調整

PEEP（☞ 10 章）
- $5cmH_2O$ で開始
- 低酸素血症持続の場合，30 〜 60 分ごとに PEEP 2 〜 $3cmH_2O$ ずつ↑

フロー（流速）
- 量換気で設定
- ふつう 30 〜 60L/ 分
- 吸気時間 Ti ↓⇒フロー↑，吸気時間 Ti ↑⇒フロー↓

トリガー（圧，フロー）
自発呼吸の吸気を感知するトリガー
圧トリガー：− 2 〜 − $3cmH_2O$ で設定

図 7-10 圧時間曲線

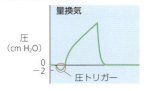
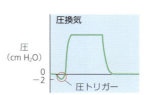

フロートリガー：1 〜 3L/ 分で設定

図 7-11

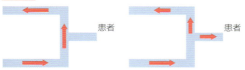

吸気側から呼気側に定常流が流れ，患者の吸気努力により呼気側の流速が落ちるのをトリガーする

病期に合わせた人工呼吸器モードの考え方

図 7-12

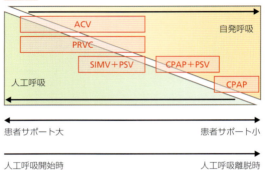

治療開始・人工呼吸器管理開始時："完全に人工呼吸器にのせる"

- ACV（量換気，圧換気），PRVC で開始し，自発呼吸による呼吸仕事量を最小にするため鎮痛・深い鎮静に適宜筋弛緩を用いて呼吸筋を休める．確実な 1 回換気量，分時換気量が重要であり，開始時は VACV，PRVC を選ぶとよい

原因疾患改善，循環・呼吸安定："可能な限り自発呼吸温存"

- 適切な鎮痛を行い，鎮静なしか浅い鎮静を行い，早期人工呼吸器離脱のために CPAP ± PSV で自発呼吸温存する

MEMO

人工呼吸器管理: ④ 初期設定

緊急挿管・人工呼吸器管理の開始時

- 全身状態不良, 循環不安定なケースでは自発呼吸・呼吸筋による呼吸仕事量を抑えるため, 十分な鎮痛, 鎮静 (±筋弛緩) を行う
- 設定は肺保護換気に従い, 確実な1回換気量・分時換気量目的で量換気とする

- 開始時の人工呼吸器モード: A/C (assist/control)
- 呼吸数 f: 14〜16 回/分
- 量換気⇒ VACV
- 1回換気量 V_T: 6〜8mL/kg IBW
- 吸気時間 Ti: 0.8〜1.2 秒
- PEEP: 5cmH$_2$O
- 酸素濃度 F$_i$O$_2$: 1.0
- 鎮痛・鎮静: フェンタニルにミダゾラムまたはプロポフォール
- 行う検査: 胸部X線で挿管チューブ確認, 人工呼吸器設定 15〜30 分後に動脈血液ガス分析

急性薬物中毒・術後覚醒遅延など人工呼吸器ルーチン

- 呼吸器疾患の既往がなければ肺メカニクスは正常であり, 早期離脱を目標とする

- 開始時の人工呼吸器モード: A/C (assist/control)
- 呼吸数 f: 10〜15 回/分
- 圧または量換気⇒ PACV か VACV
- 1回換気量 V_T: 6〜8mL/kg IBW, プラトー圧≦30cmH$_2$O
- 吸気時間 Ti: 0.8〜1.2 秒
- PEEP: 5cmH$_2$O, 肺胞虚脱による無気肺予防
- 酸素濃度 F$_i$O$_2$: 1.0 でスタートし 0.4 以下
- 気道内圧: ガス交換能維持可能な範囲で最小圧を目指す
※早期離脱のため鎮痛・鎮静なしか最小量とする

うっ血性心不全

- 陽圧換気による気道内圧↑, 胸腔内圧↑で, 前負荷↓, 後負荷↓および低心機能では心収縮力↑の効果がある
- 人工呼吸離脱時には前負荷↑, 後負荷↑となるため, 注意が必要である

- 開始時の人工呼吸器モード: A/C (assist/control)
- 呼吸数 f: 15〜20回/分
- 圧または量換気⇒ PACV か VACV
- 1回換気量 V_T: 6〜8mL/kg IBW, プラトー圧≦30cmH$_2$O
- 吸気時間 Ti: ≦1.0秒
- PEEP: 5〜10cmH$_2$O, 肺水腫改善目的 "治療的" PEEP
- 酸素濃度 F_iO_2: 1.0でスタートし速やかに下げる
- 気道内圧: ガス交換機能維持可能な範囲で最小圧を目指す

肺気腫/COPD 急性増悪

- 慢性Ⅱ型呼吸不全により HCO_3^-↑のケースでは, CO_2 を貯留させ pH 7.35くらいで換気を行う
- COPDなど閉塞性障害では呼気時定数↑のため, 十分な呼気時間をとり auto-PEEP を避ける

- 開始時の人工呼吸器モード: A/C (assist/control)
- 呼吸数 f: 8〜15回/分
- 圧または量換気⇒ PACV か VACV
    気道抵抗が非常に高い場合は確実な1回換気量を保証するために量換気 VCV を選択
- 1回換気量 V_T: 6〜8mL/kg IBW, プラトー圧≦30cmH$_2$O
- 吸気時間 Ti: 0.6〜1.0秒
    呼気時間が十分にとれるよう設定 (呼気時間=時定数×3以上)
- PEEP: 3〜5cmH$_2$O, 内因性 PEEP を相殺する目的で使用
- 酸素濃度 F_iO_2: ≦0.5
    高い酸素濃度が必要な場合は心不全, 肺炎, 肺塞栓など他の疾患の合併を疑う
※気道抵抗上昇により最高気道内圧が 40〜50cmH$_2$O 程度まで許容が必要になる (高圧アラームを高く設定する)

急性呼吸促迫症候群 ARDS

- 肺保護換気（☞ p.100 図15-1）を徹底し，ARDS 重症度に応じた治療法を行う（☞ p.74 図11-1）
  - 開始時の人工呼吸モード：A/C（assist/control）
  - 呼吸数 f：20〜35 回/分，auto-PEEP を避ける（呼気時間に注意）
  - 圧または量換気⇒ PACV か VACV
  - 1 回換気量 V_T：4〜8mL/kg IBW，プラトー圧 ≦30cmH$_2$O
  - 吸気時間 Ti：0.5〜0.8 秒
  - PEEP：10〜20cmH$_2$O　表8-1
  - 酸素濃度 F$_I$O$_2$：1.0 でスタート，PaO$_2$ 55〜75mmHg で調整

表8-1　ARDS NET による酸素濃度ごとの PEEP 設定値

酸素濃度 F$_I$O$_2$	0.3	0.4	0.5〜0.6	0.7	0.8	0.9	1.0
PEEP（軽症 ARDS）	5	5〜8	8〜10	10〜14	14	14〜18	18〜24
PEEP（中等〜重症 ARDS）	5〜14	14〜16	16〜20	20	20〜22	22	22〜24

表8-2　ARDS での目標とする血液ガス分析，プラトー圧，1 回換気量

PaO$_2$	55〜75mmHg，SpO$_2$ 88〜95%
PaCO$_2$	可能ならば 40mmHg
pH	7.20〜7.40 高いプラトー圧を避け高二酸化炭素血症許容 permissive hypercapnea
PEEP	虚脱肺胞リクルートメントが可能な圧（10〜25cmH$_2$O）
プラトー圧	≦30cmH$_2$O，胸郭コンプライアンス正常の場合 ※経肺圧 transpulmonary pressure で管理する方法もある
1 回換気量	6mL/kg IBW（4〜8mL/kg IBW）

MEMO

9 人工呼吸器管理：⑤ グラフィック，同調・非同調

グラフィック—① 流量（フロー）時間曲線，② 圧時間曲線，③ 換気量時間曲線

図 9-1 量換気 VACV（矩形波）：
① フロー時間曲線，② 圧時間曲線，③ 換気量時間曲線

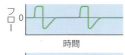
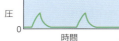
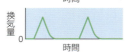
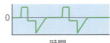
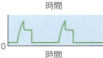
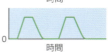

A 量換気（吸気終末ポーズなし）　　B 量換気（吸気終末ポーズあり）

グラフィック—① 圧換気量ループ（PV ループ），② 流量（フロー）換気量ループ（FV ループ）

図 9-2 ① 圧換気量ループ（PV ループ）

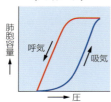

PV カーブの曲線の傾きがコンプライアンスを示す

図 9-3 ② 流量（フロー）換気量ループ（FV ループ）

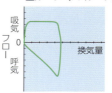

(☞ p.115 図 17-6 も参照)

同調・非同調

- 患者呼吸と人工呼吸器との同調性が悪いと，① 呼吸仕事量の増加，② 人工呼吸器管理期間の延長，③ ICU 入室期間の延長につながることがわかっている
- 非同調性は，① トリガー（吸気開始），② ターゲット（吸気上限），③ サイクル（吸気終了）で起こり，人工呼吸器グラフィック波形で原因検索を行う

図 9-4　人工呼吸器グラフィックは3つの部分をアセスメントする

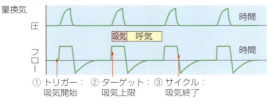

① トリガー：吸気開始　② ターゲット：吸気上限　③ サイクル：吸気終了

トリガー（吸気開始）での非同調

頻繁にトリガーされる：auto-triggering（オートトリガー）
⇒トリガー感度が低すぎるか，圧トリガーでは回路リークがある
- トリガー感度が低すぎるとノイズをトリガーするため，感度を高くする（☞ p.59）
- 圧トリガーでは回路リークがないか探す，フロートリガーに変更する（☞ p.59）

頻繁にトリガーされる：呼吸仕事量が高く設定1回換気量が不十分な場合　図 9-5
- 1回換気量 V_T ↑，呼吸数 f ↑にする

図 9-5

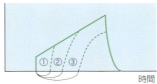

呼吸仕事量が高く吸気努力が強いと圧時間曲線は①→②→③のようになる

呼吸努力があるがトリガーされない：
ineffective triggering（無効トリガー），ミストリガー

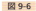図 9-6

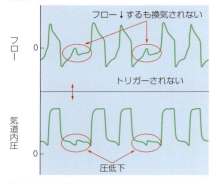

⇒ トリガー感度が高すぎるか auto-PEEP を考える
- トリガー感度を低くする（☞ p.59）
- フロー時間曲線で呼気終末にフローがゼロに戻っていないかどうかチェックする（⇒ auto-PEEP）（☞ p.72 図 10-3，p.114 図 17-4）

図 9-7 エアトラッピング＝ auto-PEEP/ 内因性 PEEP

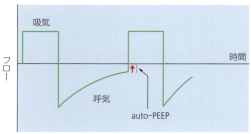

ターゲット（吸気上限）での非同調
- 魚の背びれの形が適切な形 図9-8A
  酸素が入るにつれて徐々に圧が上がっていく
- サメの背びれのように凹むときはフロー不足 図9-8B, C
  （☞ p.65 図9-5 も参照）
  ＝患者呼気努力が強いが呼吸器から酸素がこないため圧が陰圧傾向になる→フローを早くする

図9-8 量換気：圧時間曲線

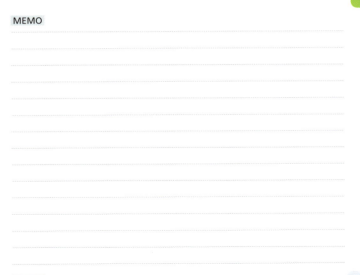

MEMO

サイクル（吸気終了）での非同調

図 9-9　圧換気

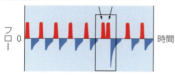

- 呼気終末での圧の突然の立ち上がりは，① 吸気時間が長すぎるか，② 吸気フロー（流速）が遅いことで生じる
  ⇒① 吸気時間を短縮，② 吸気フロー↑

図 9-10　量換気-フロー時間曲線

- ダブルトリガー：吸気中に 2 回吸気が起こる．① 患者呼吸努力が強い場合，② 吸気時間が短すぎる場合に起こる
  ⇒① 深鎮静，② 吸気時間を延長

図 9-11　圧換気：フロー時間曲線での最適な吸気時間設定

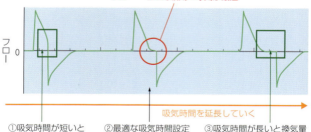

フロー＝ゼロで吸気⇒呼気が最適

吸気時間を延長していく

① 吸気時間が短いと肺胞が拡がりきらず吸気が途中で終わる
② 最適な吸気時間設定
③ 吸気時間が長いと換気量は増えず無駄な吸気時間となる

⑩ PEEP と auto-PEEP

PEEP

- 呼気終末に PEEP をかけることで肺胞虚脱を予防する（PEEP 3〜5cm H_2O，ルーチンの PEEP）
- 5〜8cmH_2O 以上の PEEP は心原性肺水腫や ARDS で虚脱肺胞を開き機能的残気量 FRC を維持し酸素化改善につながる（＝治療的 PEEP）
- 酸素化を改善させる PEEP は 5〜25cmH_2O で用いる（一般的な PEEP 5〜10，中等度 PEEP 10〜15，高 PEEP 15〜25）

図 10-1

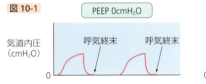
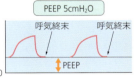

治療的 PEEP の適応
① ARDS
② 両側性肺炎
③ 心原性肺水腫
④ 無気肺
⑤ 両側性に浸潤影を伴う I 型呼吸不全

禁忌
① 頭蓋内圧亢進（PEEP 10cmH_2O 以上は避ける）
② 脱気していない気胸
③ 気管胸腔瘻
④ 脱水状態
⑤ 最近の肺切除術

PEEP のメリット
① 肺胞虚脱を改善,リクルートメント効果
② 機能的残気量 FRC ↑
③ ガス交換,酸素化改善
④ F_IO_2 を下げられる
⑤ 肺胞虚脱を予防
⑥ 肺コンプライアンス改善
⑦ atelectrauma 回避

PEEP のデメリット
① 肺胞過膨張の場合死腔換気↑,酸素化増悪
② 静脈還流量↓,心拍出量↓,右心後負荷↑(=急性右心不全)
③ 低血圧,組織低灌流
④ 頭蓋内圧亢進(PEEP≧10cmH$_2$O の場合注意が必要)

実際の PEEP の使い方
① ルーチンの PEEP 5cmH$_2$O,治療的 PEEP 8cmH$_2$O から開始
② SpO$_2$>88%,PaO$_2$>55mmHg となるよう 30〜60 分ごとに 2〜3cmH$_2$O ずつ↑
③ PEEP≧12cmH$_2$O が必要な場合はリクルートメント手技も検討する(☞ p.75)
④ PEEP≧15cmH$_2$O が必要な場合は専門家にコンサルト
⑤ 高 PEEP と F_IO_2 の組み合わせは 表8-1 (☞ p.63) 参照

治療的 PEEP 使用時のモニタリング
① バイタルサイン
② PaO$_2$,SpO$_2$,ScvO$_2$/SvO$_2$
③ 心拍出量
④ 末梢循環・乳酸値
⑤ 肺コンプライアンス,死腔率

auto-PEEP

- auto-PEEP は内因性 PEEP ともよばれ，呼気が終わらないうちに次の吸気が始まった場合に生じる．原因として，① 気道閉塞を伴う疾患関連，② 人工呼吸器設定の 2 つがある．
- auto-PEEP があると次の吸気開始時にさらに吸気努力が必要となるため呼吸仕事量が増大する．

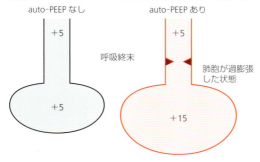

図 10-2 auto-PEEP があると呼気終末に FRC へ戻らない

原因
① 気道閉塞を伴う疾患：喘息，気管支攣縮，COPD 急性増悪
② 人工呼吸器設定：高い 1 回換気量 V_T，呼吸回数 f 増加，短い呼気時間

auto-PEEP のデメリット
① 静脈還流量低下，前負荷↓（胸腔内圧上昇による）
② 心拍出量↓，血圧↓
③ 換気血流不均等↑，低酸素血症
④ 呼吸仕事量↑
⑤ 頭蓋内圧上昇
⑥ 圧損傷（緊張性気胸，縦隔気腫，皮下気腫など）
⑦ 人工呼吸器非同調（☞ p.66 図 9-6）

診断

- フロー時間曲線で呼気終末にフローがゼロに戻らない

図 10-3 エアトラッピング＝ auto-PEEP/ 内因性 PEEP あり

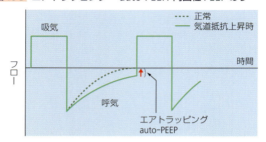

- 呼気プラトーを作ることで PEEP に加えて，auto-PEEP の存在がわかる

図 10-4 auto-PEEP 測定法：呼気プラトーを用いる

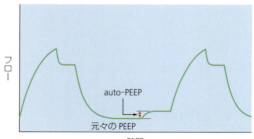

- 喘息，COPD 急性増悪で人工呼吸器管理中に急激に気道抵抗 R 上昇に続いて頻呼吸，血圧低下した場合に疑う

MEMO

auto-PEEP への対応

- 気道閉塞を伴う疾患に対して気管支拡張薬（β_2 刺激薬，抗コリン薬）吸入，ステロイド，マグネシウム，テオフィリン
- 人工呼吸器設定：① 1回換気量 V_T ↓，② 呼吸回数 f ↓，③ 吸気時間 ↓ により，呼気時間を延長させる
  （これらの設定のためには鎮痛・深い鎮静±筋弛緩がしばしば必要，また高二酸化炭素血症許容 permissive hypercapnia での換気を行う）
- 閉塞性肺疾患による auto-PEEP の場合，60% 程度の PEEP をかけることで呼吸仕事量を減らせるが，auto-PEEP は残ることに注意

図 10-5　auto-PEEP が高いと吸気トリガー圧が高くなり，非同調につながる

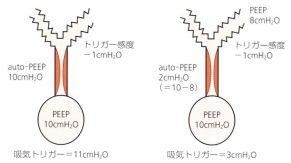

- 急激な血圧低下，低酸素血症進行，頻呼吸，気道抵抗 R 上昇時は，緊張性気胸または auto-PEEP の存在を疑う．auto-PEEP では十分な鎮痛・鎮静を効かせながら回路を外しアンビューバッグ・ジャクソンリースで軽くゆっくり換気（＝V_T ↓，f ↓を意識する）を行う

MEMO

11 重症低酸素血症・急性呼吸促迫症候群 ARDS の治療戦略・治療オプション

ARDS の診断基準 (☞ p.130)

- 2012 年の ARDS ベルリン新定義では，① 従来の急性肺傷害 ALI がなくなり，② ARDS が PEEP≧5cmH$_2$O の P/F 比で重症度分類され，③ 重症度により治療オプションが示されたことが特徴

ARDS の治療戦略

図 11-1 ARDS での重症度別治療戦略

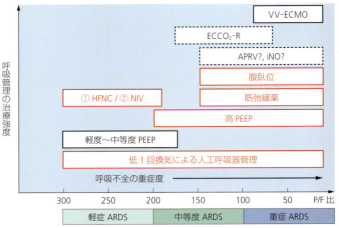

※ 2018 年時点で国内で可能な治療法を記述

HFNC/NIV（☞ 3, 4章参照）

- 軽症ARDSの一部の症例では挿管せずにHFNC/NIVが使用できる場合がある

高PEEP（±リクルートメント）

- 中等度以上のARDSでは高PEEPにより肺胞虚脱に対応する
- 最適なPEEP決定にエビデンスはなく，ARDSNETのF_IO_2/PEEP表（☞ p.63 表8-1）または① 軽度PEEP（5〜10cmH$_2$O），② 中等度PEEP（10〜15cmH$_2$O），③ 高PEEP（15〜25cmH$_2$O）を目安にする（☞ 10章参照）
- リクルートメント手技を行うことで，① 虚脱した肺胞が開き，② PVカーブの吸気から呼気カーブにかわるため，より低いPEEPで肺胞虚脱を予防できる

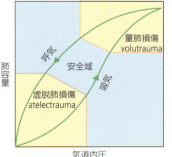

図11-2 PVカーブ

※リクルートメント手技によりatelectrauma部分から脱し，閉存した肺胞は呼気カーブに移行するため以前より低いPEEPで肺胞虚脱予防となる

リクルートメント手技：鎮痛・深い鎮静±筋弛緩の上で，
- その① － CPAP 40, F_IO_2 1.0で40秒，または
- その② － PACV: F_IO_2 1.0, 吸気圧Pi 15, 吸気時間Ti 1.0秒，呼吸数f 15, PEEP 15 → 20 → 25で1分ずつ漸増

筋弛緩薬: Papazian ら 2010 "ACURASYS Study"

- P/F 比<150, PEEP≧5, 1回換気量 V_T 6〜8mL/kg IBW で筋弛緩群とプラセボ群の2群に分け, P/F 比, プラトー圧, APACHE II スコア調整で筋弛緩群で90日死亡率改善
- 筋弛緩薬シスアトラクリウムは国内で使用できないため, 国内で頻用されるロクロニウムで代用できるかは不明
- 筋弛緩の呼吸努力消失による volutrauma, atelectrauma 予防, 抗炎症作用が想定されている

腹臥位: Guerin ら 2013 "PROSEVA Study"

- P/F 比<150 で腹臥位群と仰臥位群の2群に分け, 腹臥位は早期に長時間行う (17時間/日以上)
- 腹臥位群で28日, 90日死亡率ともに改善
- 腹臥位の背側無気肺解除・換気血流不均等改善が想定されている

VV-ECMO

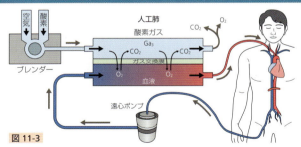

図 11-3

- 重症 ARDS に用いられ, 大腿静脈を通して下大静脈から静脈血を脱血し, 血液ポンプを通して膜型人工肺で酸素化された血液を上大静脈に戻す. 脱血流量が心拍出量と同程度ならば人工呼吸器は酸素濃度, 1回換気量, 呼吸数とも最低限にできる
- 重症 ARDS で他に低酸素血症を改善できる方法がない場合に選択される

APRV

- 高い圧の CPAP をかけ一定時間ごとに短時間，圧を下げるモード．自発呼吸が温存される
- 自発呼吸と高圧 CPAP を維持させ虚脱肺胞のリクルートメントで酸素化が改善し，短時間の圧リリースで CO_2 を排出
- ARDS への有効性のエビデンスはないが他の治療に反応しない重度の低酸素血症に考慮する
- 設定するパラメータ：① 酸素濃度 F_IO_2，② 高圧 $PEEP_{High}$ と低圧 $PEEP_{Low}$，③ 高圧時間 T_{High} と低圧時間 T_{Low}，④ リリース回数 f〔60 ÷ $(T_{High}+T_{Low})$〕

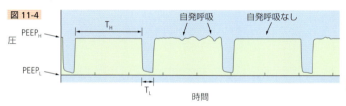

図 11-4

酸素濃度 F_IO_2

- 1.0 で開始し PaO_2 55〜75mmHg に調整

高圧 $PEEP_{High}$ と低圧 $PEEP_{Low}$

- 高圧 $PEEP_{High}$ は VACV から移行する場合はプラトー圧，PACV から移行する場合は吸気圧とする．一般的には 20〜30cmH₂O で設定

$PEEP_{High}$ ↑ ⇒ 1 回換気量 V_T ↑，酸素化が改善する
$PEEP_{High}$ ↓ ⇒ 1 回換気量 V_T ↓，酸素化が悪化する

- 低圧 $PEEP_{Low}$ は基本的に 0（ゼロ）に設定し，低圧時間 T_{Low} を短く設定することで auto-PEEP を作りだすことで，肺胞虚脱させない

$PEEP_{Low}$ ↑ ⇒ 1 回換気量 V_T ↓
$PEEP_{Low}$ ↓ ⇒ 1 回換気量 V_T ↑

高圧時間 T_High と低圧時間 T_Low

- 高圧時間 T_{High} は最低 4.0 秒以上を確保する．10～12 秒まで延長が可能

> T_{High} ↑（⇒リリース回数↓）⇒肺胞開存↑，酸素化の改善，CO_2 上昇
> T_{High} ↓（⇒リリース回数↑）⇒ CO_2 低下

- 低圧時間 T_{Low} は肺胞虚脱しないよう短時間に設定．最大呼気流速の 50～75％ で $PEEP_H$ にかわるように設定（＝TPEFR）．0.4～0.8 秒

> T_{Low} ↑（⇒リリース時間延長）⇒酸素化が悪化する
> T_{Low} ↓（⇒リリース時間短縮）⇒ CO_2 上昇

※ Termination Peak Expiratory Flow Rate (TPEFR)

図 11-5

流量フロー

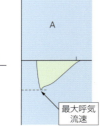
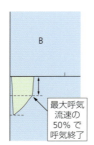
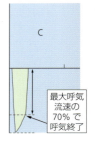

- TPEFR は呼気終末時のフロー（％）を表し，ゼロにせずわざと auto-PEEP を作り肺胞虚脱をさせない．最大呼気流速の 50～75％ で $PEEP_H$ にかわるように設定
  TPEFR ↑（⇒ 75％）‥T_L ↓⇒酸素化改善
  TPEFR ↓（⇒ 50％）‥T_L ↑⇒ CO_2 貯留改善

リリース回数 f 〔60÷(T_{High} + T_{Low})〕

- リリース回数は一般的に 12 回以下，高 PEEP の効果を維持させるため T_{High} 4 秒以上確保

ARDS の早期発見・早期治療
－今日からあなたも ARDS ハンター！－①

急性呼吸促迫症候群 ARDS は，"非"心原性肺水腫であり，重度の呼吸不全は"シャント"がメインです．

急性呼吸不全，とくに ARDS は ICU セッティングで頻度の高い症候群です〔ICU 入室の 10%，人工呼吸器管理（NIV 含む）の 25%〕．また 40% と高い死亡率であることが知られており，とくに診断・治療の遅れと死亡率の高さの関連が指摘されています．

ARDS の死因は，

① 重度の低酸素血症
② 基礎疾患からの多臓器機能不全症候群 MODS

であり，それぞれ半数程度とされています．

早期診断・治療により，とくに重度の低酸素血症を防ぎ，予後を改善できる可能性が指摘されています．ARDS の早期発見のための 3 つのステップは以下のようになります．

1. 適切なバイタルサインで急性呼吸不全を見つけだす！

バイタルサイン〔心拍数，血圧，体温，呼吸数（急性呼吸不全で呼吸数↓（< 20）の場合，呼吸筋疲労・停止↑↑），酸素飽和度，意識レベル〕，呼吸パターン（体位，呼吸補助筋の使用など）を観察し（可能であれば）室内気の SpO_2/PaO_2 で急性呼吸不全の診断をつけます（☞ 2 章）．

2. 高濃度酸素投与により病態（とくにシャント）を見つけだす！

高濃度酸素 F_iO_2 ↑に反応しない低酸素血症はシャントが病態生理であり，ガス交換改善には，① 確実な陽圧換気，② 高い PEEP が必須です（☞ 2 章）．

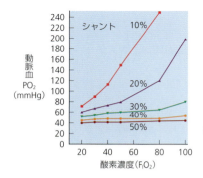

※シャント率 25〜30%↑で低酸素血症が改善しない

　そのため，リザーバーマスク（RM）15L/分投与で酸素化が改善するかどうかで ARDS の可能性を考えます．

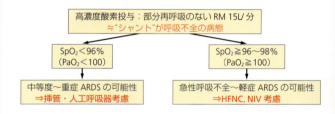

3. 高流量酸素投与－とくに PEEP をかけて ARDS 重症度をチェック

　ARDS の診断基準，重症度（20 章参照）は PEEP 5cmH₂O 以上での P/F 比を求めます．

　① 挿管・人工呼吸器 IMV：AC VC-F_IO_2 1.0，PEEP ≧ 5cmH₂O
　② 非侵襲的人工呼吸器 NIV：CPAP 5，F_IO_2 1.0
　③ 高流量鼻カニュラ HFNC：37℃，50L/分以上，F_IO_2 1.0

の 3 つをどれかを用いて P/F 比を計算します．

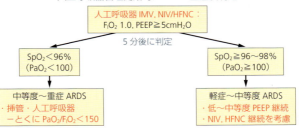

 この3つのステップによって，ARDSの早期診断・重症度判定が可能になります．

 "今日からあなたもARDSハンター！" いっしょに目指しませんか．

MEMO

12 人工呼吸器離脱・ウィーニング

人工呼吸器離脱・ウィーニングの4つの条件

① 人工呼吸器管理となった原因疾患の改善
② ガス交換能の改善
③ 自発呼吸が可能
④ 血行動態の安定

離脱・ウィーニング分類

- 単純なウィーニング simple weaning（全体の70%）
  とくに困難なく初回に人工呼吸器離脱できた場合
- 困難なウィーニング difficult weaning（全体の25%）
  初回の人工呼吸器離脱ができず自発呼吸テストSBTが3回まで，または初回SBTから7日までに人工呼吸器離脱できた場合
- 延長したウィーニング prolonged weaning（全体の5%）
  最低3回人工呼吸器離脱に失敗したか，初回SBTから人工呼吸器離脱まで7日間以上かかる場合
- ウィーニング失敗 weaning failure
  自発呼吸テストSBT失敗または抜管後48時間以内の再挿管（一般的な再挿管率10〜20%）

図12-1 ウィーニングの流れ（赤枠は 図12-2 参照）

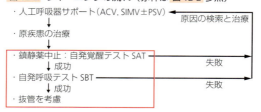

離脱・ウィーニングプロトコル

- 自発覚醒テスト SAT：患者覚醒のため鎮静を中止し，鎮静効果がでないように必要最小限の鎮痛薬のみとする
- 特殊な例（術後覚醒遅延など）を除き1日1回 SAT/SBT を行う

図 12-2 "Wake Up and Breathe" プロトコル〔自発覚醒テスト（SAT），自発呼吸テスト（SBT）〕(Vanderbilt 大学, 2008 による)

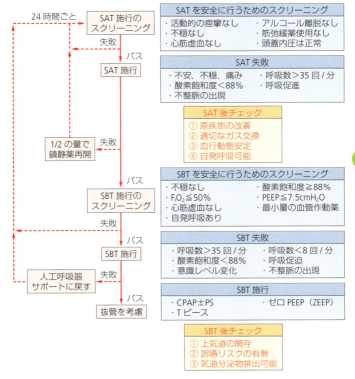

離脱に用いるモード

通常

CPAP+PS ⇒ F_iO_2 0.21～0.4, PS 5～8cmH_2O, CPAP 5cmH_2O

低心機能・うっ血性心不全, 肺気腫/COPD
- ゼロPEEPまたはTピース吹き流し

ゼロPEEP ⇒ F_iO_2 0.21～0.4, PS 0cmH_2O, CPAP 0cmH_2O
Tピース吹き流し⇒インスピロン 35% 6L/分 または 50% 11L/分

離脱・ウィーニング失敗時の原因

表12-1 ウィーニング失敗でよくみられる原因

① 原疾患が改善していない
  対策:原疾患の治療内容の見直し, 改善のパラメータの再検討
② 輸液過多
  対策:輸液を絞る, 利尿薬使用, BNP値/Ht値による体液管理
③ 心筋虚血
  対策:血管拡張薬±利尿薬による前負荷・後負荷の最適化
④ 呼吸筋疲労
  対策:呼吸筋の安静, 人工呼吸器との同調性チェック
⑤ 電解質異常(とくに低K血症, 低P血症, 低Mg血症)
  対策:電解質補正
⑥ 甲状腺機能低下症・副腎不全など内分泌学的異常
  対策:甲状腺ホルモン補充, ステロイド補充

※最もよくみられるのは輸液過多で, 陽圧換気⇒自発呼吸による前負荷↑, 後負荷↑による心原性肺水腫. ウィーニング前後の利尿薬と血管拡張薬による血管内ボリュームの最適化が重要である

MEMO

呼吸仕事量と呼吸筋機能のアンバランスによるウィーニング失敗の要因

- ウィーニング失敗は，呼吸仕事量の増加か呼吸筋機能低下で起こる

表 12-2

- 呼吸仕事量の増加要因

気道抵抗上昇	胸郭コンプライアンス低下	肺コンプライアンス低下
気管支攣縮 気道浮腫，分泌物 上気道閉塞 閉塞性睡眠時無呼吸 挿管チューブのキンク 気道分泌物による閉塞 人工呼吸器回路抵抗	胸水 気胸 フレイルチェスト 肥満 腹水 腹部膨満	内因性 PEEP 肺水腫 感染症 無気肺 肺間質浮腫・炎症

- 呼吸筋機能の低下要因

呼吸ドライブ低下	筋力低下	神経筋伝達能低下
薬物中毒 脳幹病変 睡眠不足 甲状腺機能低下症 飢餓，低栄養 代謝性アルカローシス 筋ジストロフィー	電解質異常 　（低 K，低 P，低 Mg） 低栄養 ミオパチー 内因性 PEEP による過膨張 薬剤，ステロイド 敗血症	ICUAW 　（ICU-associated weakness） 筋弛緩薬 アミノ配糖体 ギランバレー症候群 重症筋無力症 横隔神経麻痺 脊髄病変

MEMO

抜管後喉頭浮腫リスク評価と予防

カフリークテスト
- 抜管後の喉頭浮腫スクリーニングで用い，同時に頸部聴診でリーク音の聴取を行う
- カフリーク 110mL 未満ないし 24% 未満は高リスク群

表 12-3　カフリークテストの実際：人工呼吸器管理中のカフリーク量測定

① カフリークテスト前にまず口腔内，気管内吸引を行い，A/C モードに変更する
② カフをふくらませた状態で，吸気/呼気時の 1 回換気量 V_T を測定し，等しい値であることを確認する
③ カフの空気を抜く
④ 2, 3 回の呼吸の後に呼気 V_T が落ちついたら，つづけて 6 回の呼吸サイクルでの呼気 V_T を記録する
⑤ 6 回のうち低値 3 つの平均を求める
⑥ カフの空気を抜く前の吸気 V_T と平均した呼気 V_T の差をカフリーク量として求める

ステロイド：メチルプレドニゾロン
- 抜管後喉頭浮腫予防で抜管 4〜12 時間前には開始する

・抜管後喉頭浮腫予防メニュー
メチルプレドニゾロン 12 時間前より 30〜40mg×4　3〜4 時間ごと
または，4 時間前に 40mg×1 回

人工呼吸器離脱・抜管後モニタリング

- 6〜12 時間は絶飲絶食
- 適宜，酸素マスク，HFNC, NIV 装着
- 深呼吸と咳嗽励行
- バイタルサイン（血圧，心拍数，体温，呼吸数），酸素飽和度 SpO_2，嗄声・ストライダー・呼吸パターンの観察

13 鎮痛と鎮静

PAD/J-PAD ガイドライン

- 人工呼吸器を含めた呼吸ケアでは鎮痛・鎮静を適切に行う必要があり, 2013 年米国集中治療医学会の PAD ガイドライン, 2014 年日本集中治療医学会の J-PAD ガイドラインがある

表 13-1 PAD ケアバンドル

	痛み	不穏	せん妄
評価	各勤務帯ごと 4 回以上＋随時 評価ツール ・NRS ・BPS ・CPOT 疼痛大: NRS≧4, BPS＞5, CPOT≧3	各勤務帯ごと 4 回以上＋随時 評価ツール ・RASS ・SAS ・脳機能モニター（筋弛緩薬中） 評価 ・不穏: RASS＋1〜＋4, SAS 5〜7 ・覚醒（安静）: RASS 0, SAS 4 ・浅い鎮静: RASS−1〜−2, SAS 3 ・深い鎮静: RASS−3〜−5, SAS 1〜2	各勤務帯ごと＋随時 評価ツール ・CAM-ICU ・ICDSC せん妄あり ・CAM-ICU 陽性 ・ICDSC≧4
治療	30 分以内に治療し再評価 ・非薬物治療とリラクゼーション ・薬物治療 −オピオイド鎮注＋/−非オピオイド鎮痛薬（非神経因性疼痛） −ガバペンチン or カルバマゼピン＋/−オピオイド（神経因性疼痛） −硬膜外鎮痛（胸部外傷・腹部術後）	目標鎮静レベル or 毎日の鎮静中止（不穏なく従命 OK）: RASS −2〜0, SAS 3〜4 ・鎮静浅い: 痛み評価・治療→鎮静薬（ベンゾジアゼピン以外, アルコール依存ではベンゾジアゼピン考慮） ・鎮静深い: 適正レベルまで鎮静薬中断, 再開は 50％量より	適宜鎮静 ・患者へのオリエンテーション（眼鏡や補聴器を） ・薬物治療 −ベンゾジアゼピン薬を避ける −リバスチグミンを避ける −QT 延長リスクあれば抗精神病薬を避ける
予防	・処置前に鎮痛＋/−非薬物治療 ・鎮痛優先（その後鎮静）	毎日 SBT, 早期離床と運動（適切な鎮静レベル, 禁忌なし）	せん妄リスク（認知症, 高血圧, アルコール依存, 重症度, 昏睡, ベンゾジアゼピン投与中） ・ベンゾジアゼピンを避ける ・早期離床と運動療法 ・睡眠コントロール ・抗精神病薬の再投与

[ポイント]
・鎮痛を優先し, 薬物療法と同様に非薬物療法を有効に使うこと
・ベンゾジアゼピンより非ベンゾジアゼピン（プロポフォール, デクスメデトミジンなど）を優先し, 適切な鎮静深度を保つこと
・早期離床を促進すること

人工呼吸器管理中の鎮痛スケールと鎮痛薬

鎮痛スケール

図 13-1 BPS スコア（☞ 表 13-2 も参照）

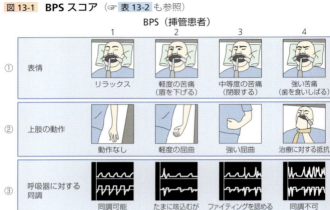

BPS（挿管患者）

		1	2	3	4
①	表情	リラックス	軽度の苦痛 （眉を下げる）	中等度の苦痛 （閉眼する）	強い苦痛 （歯を食いしばる）
②	上肢の動作	動作なし	軽度の屈曲	強い屈曲	治療に対する抵抗
③	呼吸器に対する同調	同調可能	たまに咳込むが ほぼ同調可能	ファイティングを認めるが同調もある程度可能	同調不可

BPS-NI（非挿管患者）

		1	2	3	4
①	表情	リラックス	軽度の苦痛 （眉を下げる）	中等度の苦痛 （閉眼する）	強い苦痛 （歯を食いしばる）
②	上肢の動作	動作なし	軽度の屈曲	強い屈曲	治療に対する抵抗
③	発声	痛がる様子なし	呻吟 3回/分以下 1回3秒以下	呻吟 3回/分超 1回3秒超	わめく 息こらえ

①, ②, ③の項目で評価, 加点する（合計 3～12 点）

表 13-2 BPS（Behavioral Pain Scale）でのスコアリング（合計：3～12 点）

項目	内容	スコア
表情	穏やかな	1
	一部硬い（例えば，まゆが下がっている）	2
	全く硬い（例えば，まぶたを閉じている）	3
	しかめ面	4
上肢の動き	全く動かない	1
	一部曲げている	2
	指を曲げて完全に曲げている	3
	ずっと引っ込めている	4
人工呼吸器との同調性	同調している	1
	時に咳嗽	2
	呼吸器とのファイティング	3
	呼吸器の調節がきかない	4

表 13-3 CPOT スコア（合計：0～8 点）

指標	状態	具体的な説明
① 表情	0 リラックスした状態 1 緊張状態 2 顔をゆがめる	筋緊張なし 眉を寄せる，顔をしかめる 強く閉眼
② 四肢の動き	0 動きなし 1 防御 2 興奮	全く動かない 疼痛部位に触れる ベッドから起き上がる，暴力，チューブ抜去
③ 筋緊張 （上肢を屈曲伸展させ評価する）	0 緊張なし 1 軽度緊張 2 強い緊張	緊張なし 屈曲伸展に対して抵抗あり 極度に屈曲伸展に対して抵抗あり
④-1 人工呼吸器への同調性	0 呼吸器に同調 1 咳こむが同調可能 2 ファイティング	アラームが鳴らない ときどきアラームが鳴る 同調せず頻回にアラームが作動する
④-2 非挿管患者では発声	0 会話可能 1 ため息・うめき声 2 泣き叫ぶ・すすり泣く	普通に落ち着いて会話可能 ため息・うめき声 泣き叫ぶ・すすり泣く

鎮痛薬

表 13-4 クリティカルケアでよく使われる鎮痛薬

薬剤	投与量 (mg)	作用発現 (分)	持続時間 (分)	持続静注量 (mg/時)
モルヒネ	1〜10	10〜20	120〜240	1〜50
フェンタニル	0.025〜0.25	1〜2	30〜60	0.025〜0.25
レミフェンタニル	1.5 μg/kg	1〜3	3〜10	0.5〜15 μg/kg/時

MEMO

人工呼吸器管理中の鎮静スケールと鎮静薬

鎮静スケール

表13-5 SASスケール（Rikerの鎮静・興奮状態評価スケール）

スコア	状態	臨床症状
7	緊急状態（危機状態）	事故抜管，抜針しようとしている，ベッド柵を乗り越えようとする，医療スタッフを叩く
6	高度の興奮状態	身体拘束を要する，頻繁な口頭注意が必要である，気管チューブを噛む，ベッドの中を動き回る
5	不穏状態	身体的に興奮状態である，起き上がろうとする，注意すれば静かになる
4	鎮静，協力的	静穏，覚醒している，指示に従える
3	過剰鎮静状態	覚醒が困難，会話ができない，指示に従えない
2	高度の過剰鎮静状態	強い刺激でのみ覚醒する
1	覚醒不能状態	いかなる刺激でも覚醒しない

Riker SAS スコアは1〜7点からなり，3点以下で深い鎮静，4点が安静が保て協力的であり，5点以上が不穏である．とくに人工呼吸器管理では3〜4点を目標にする

表13-6 RASSスケール（Richmond Agitation-Sedationスケール）

スコア	状態	臨床症状
+4	闘争的，好戦的	明らかに好戦的，医療スタッフに対する差し迫った危険がある
+3	非常に興奮した，過度の不穏状態	攻撃的，チューブ類またはカテーテル類を事故抜去する
+2	興奮した，不穏状態	頻繁に非意図的な体動があり，人工呼吸器に抵抗性を示しファイティングが起こる
+1	落ち着きのない，不安状態	不安で絶えずそわそわしている，しかし動きは攻撃でも活発でもない
0	覚醒，静穏状態	意識清明で落ち着いている
−1	傾眠状態	完全に清明ではないが，呼びかけに10秒以上の開眼およびアイコンタクトで応答する
−2	軽い鎮静状態	呼びかけに開眼し10秒未満のアイコンタクトで応答する
−3	中等度鎮静状態	呼びかけに体動または開眼で応答するが，アイコンタクトなし
−4	深い鎮静状態	呼びかけに無反応，しかし身体刺激で体動または開眼する
−5	昏睡	呼びかけにも身体刺激にも無反応

RASSの使い方：
① 患者を観察する（0〜+4の判定）
② 呼びかけ刺激を与える（−1〜−3の判定）
③ 身体刺激を与える（−4〜−5の判定）

鎮静薬

表 13-7 持続静注で用いられる鎮静薬

	ローディング投与量	持続静注量	作用発現	持続時間	副作用
ミダゾラム	0.01〜0.05 mg/kg を 1 分以上かけて,トータル 0.3 mg/kg まで	0.02〜0.1 mg/kg/時	2〜5分	1〜3時間(長期間使用でさらに延長)	呼吸抑制,血圧低下
プロポフォール	0.2〜2 mg/kg を 5 分かけて	0.3〜3 mg/kg/時	1分以内	10〜20分(長期間使用でさらに延長)	血圧低下,呼吸抑制,高中性脂肪血症,膵炎,アレルギー反応,プロポフォール注入症候群 PRIS,刺入部痛
デクスメデトミジン	6 μg/kg/時を 10 分(または 1 μg/kg/時を 1 時間)	0.4〜1.5 μg/kg/時	15 分	2 時間	徐脈,血圧低下,急速静注で高血圧
ケタミン	0.1〜0.5 mg/kg	0.05〜0.4 mg/kg/時	30〜40秒	2〜3時間	幻覚,精神症状悪化

MEMO

表 13-8 鎮静薬の使い分け

薬剤	挿管・処置時	鎮痛効果	確実な鎮静	自発呼吸温存	循環不安定時の使用	心筋虚血時の使用	PONV・制吐作用	気管支拡張作用	抗痙攣作用
ミダゾラム	+	+	+	-	±	+	-	-	-
プロポフォール	-	-	+高用量	±低用量	-	±	+	+	+
デクスメデトミジン	±	±	-	+	±	±	-	-	-
ケタミン	+	+	±	+	+	-	-	+	+

+：使用できる，±：使用してもよい，-：使用を奨めない

① 緊急挿管処置
- ミダゾラムかケタミン静注．プロポフォールは血圧低下リスク

② 24 時間以内の短時間の人工呼吸器管理での鎮静：外科術後，急性薬物中毒
- 鎮静なし．またはプロポフォールやミダゾラム，デクスメデトミジン持続静注を選択．自殺企図ではケタミンが希死念慮を減らす可能性あり

③ 血行動態不安定：敗血症性ショック
- 循環不安定，完全な鎮静を行う場合はミダゾラム静注，プロポフォール少量ないしケタミン持続静注を選択
- 循環安定・自発呼吸温存可能ならデクスメデトミジン，ケタミン，プロポフォール持続静注を選択

④ 血行動態不安定：心原性性ショック
- 循環不安定ならミダゾラム静注，少量プロポフォールを選択
- 自発呼吸温存可能ならデクスメデトミジン，プロポフォールを選択

⑤ 重症急性呼吸不全 - ARDS
- 確実な鎮静のためミダゾラム，プロポフォール，ケタミンを選択．適宜，筋弛緩薬併用も考慮
- 血行動態安定・呼吸状態安定した場合，デクスメデトミジン，プロポフォールを選択

⑥ 重症急性呼吸不全 - COPD，喘息重積
- 気管支拡張作用のある鎮静薬としてプロポフォール，ケタミンを選択
- COPD，喘息重積を非侵襲的人工呼吸器 NIV で管理する場合，呼吸抑制のないデクスメデトミジンかケタミンを選択

⑦ 中枢神経系疾患：頭蓋内圧亢進，てんかん重積状態
- 確実な鎮静と抗痙攣作用があるミダゾラム，プロポフォールを選択
- 頭蓋内圧亢進では必ずしもケタミンは禁忌でない

せん妄スケール

図 13-2 CAM-ICU スケール

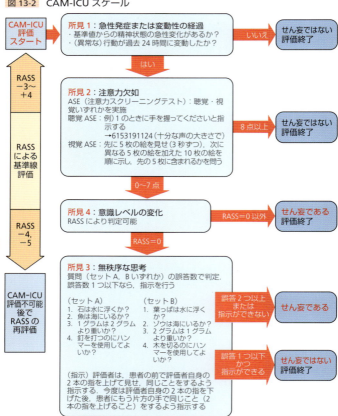

① 急性発症・変動性あり，② 注意力欠如，③ 意識レベル変化ないし，④ 無秩序な思考を組み合わせて診断する

表 13-9 ICDSC スケール

このスケールはそれぞれ 8 時間のシフトすべて，あるいは 24 時間以内の情報に基づき完成される明らかな徴候がある＝1 ポイント：アセスメント不能，あるいは徴候がない＝0 ポイントで評価する

項目	点数
1. 意識レベルの変化 （A）反応がないか，（B）何らかの反応を得るために強い刺激を必要とする場合には評価を妨げる重篤な意識障害を示す．もしほとんどの時間（A）昏睡あるいは（B）混迷状態である場合，ダッシュ（－）を入力し，それ以上評価を行わない （C）傾眠あるいは，反応までに軽度ないし中等度の刺激が必要な場合は意識レベルの変化を示し，1 点である （D）覚醒，あるいは容易に覚醒する傾眠状態は正常を意味し，0 点である （E）過覚醒は意識レベルの異常と捉え，1 点である	0, 1
2. 注意力欠如 会話の理解や指示に従うことが困難．外からの刺激で容易に注意がそらされる．話題を変えることが困難．これらのうちいずれかがあれば 1 点	0, 1
3. 失見当識 時間，場所，人物の明らかな誤認，これらのうちいずれかがあれば 1 点	0, 1
4. 幻覚，妄想，精神障害 臨床症状として，幻覚あるいは幻覚から引き起こされていると思われる行動（例えば，空を掴むような動作）が明らかにある，現実検討能力の総合的な悪化，これらのうちいずれかがあれば 1 点	0, 1
5. 精神運動的な興奮あるいは遅滞 患者自身あるいはスタッフへの危険を予測するために追加の鎮静薬あるいは身体抑制が必要となるような過活動（例えば，静脈ラインを抜く，スタッフをたたく），活動の低下，あるいは臨床上明らかな精神運動遅滞（遅くなる），これらのうちいずれかがあれば 1 点	0, 1
6. 不適切な会話あるいは情緒 不適切な，整理されていない，あるいは一貫性のない会話，出来事や状況にそぐわない感情の表出．これらのうちいずれかがあれば 1 点	0, 1
7. 睡眠／覚醒サイクルの障害 4 時間以下の睡眠，あるいは頻回な夜間覚醒（医療スタッフや大きな音で起きた場合の覚醒を含まない），ほとんど 1 日中眠っている，これらのうちいずれかがあれば 1 点	0, 1
8. 症状の変動 上記の徴候あるいは症状が 24 時間の中で変化する（例えば，その勤務帯から別の勤務帯で異なる）場合は 1 点	0, 1
合計点	

質問に対して「0 点」または「1 点」の点数をつけて，その合計点が 4 点以上の場合，せん妄と評価する

14 加温加湿

気道加湿の目的

- 挿管・人工呼吸器管理中は挿管により上気道をバイパスするため，必ず加温加湿が必要である

気道加湿の2つの方法

- 人工呼吸器管理中の気道加湿には，① 加温加湿器 HH 図 14-1，② 人工鼻 HME 図 14-2 がある

  ・加温加湿器（heated humidifier：HH）を使用
  　⇒ "積極的" 加湿（active humidification）とよばれる
  ・人工鼻（heat and moisture exchanger：HME）を使用
  　⇒ "受動的" 加湿（passive humidification）とよばれる

図 14-1 加温加湿器 ― 吸気回路チューブ内に組み込む

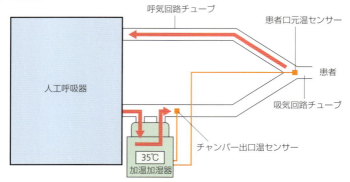

図 14-2 人工鼻 HME — Y ピースの患者口元部に組み込む

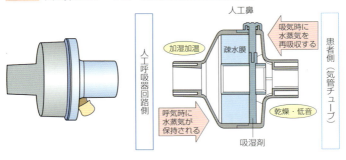

表 14-1 人工鼻 HME と加温加湿器 HH の合併症

	加温加湿器 HH	人工鼻 HME
細菌汚染	＋	±
加湿不足	±	＋
過剰加湿	＋	－
うつ熱	＋	－
機械的死腔増加	－	＋
気道抵抗増加	±	＋
分泌物による抵抗増加	－	＋
ガスリーク	＋	±
回路の誤接続	＋	±
凝結水の噴出	＋	－
感電・漏電	＋	－

＋：起こりうる　±：稀に起こる　－：ほとんどない

MEMO

人工鼻 HME と加温加湿器 HH の使い分け

第一選択：人工鼻 HME
- 使いやすさ，コストパフォーマンスからは第一選択となる
- とくに覚醒遅延などの術後 1 日で抜管，急性薬物中毒気道確保目的など短期間使用の際に優先して使用する

  ① 人工鼻 HME の禁忌あり 表 14-2
  ② 人工鼻 HME 使用時に吸引で気道分泌物の乾燥が著しい
  ③ 人工鼻 HME がすぐに目詰まりする（≧4 回 / 日），気道抵抗上昇が頻回
  ※ "加温不十分の所見があるかないか" に注目する

第二選択：加温加湿器 HH（人工呼吸器－熱線付き，NIV－熱線なし）
- 低 1 回換気が必要になる ARDS，気道抵抗が問題である喘息重積・COPD 急性増悪では加温加湿器 HH が第一選択

表 14-2 人工鼻 HME の禁忌

① 大量の気道分泌物，粘稠度の高い喀痰，血性気管分泌物がある場合
② 呼気時の 1 回換気量が吸気の 70％以下である患者（気管胸膜瘻，カフ周囲からのリークがある，カフなしチューブ）
③ 低 1 回換気による肺保護療法行っている患者（人工鼻の気流抵抗や死腔が無視できない）
④ 低体温療法中の患者（＜32℃）
⑤ 分時換気量が多い患者（＞10L/ 分）
⑥ 気管支拡張薬の吸入器を呼吸器回路に組み込み使用する場合

MEMO

15 人工呼吸器管理の合併症

合併症-非感染症

挿管直後の合併症
- 低酸素血症
- 低血圧(陽圧換気による,食道挿管,片肺挿管)
- 誤嚥
- 頸椎損傷

挿管チューブによる気道合併症
- 口腔内(口唇,舌,歯牙),咽頭,食道,気管損傷
- 喉頭浮腫
- 上気道バイパスによる気道加湿能喪失・低下
- 気管圧迫壊死による気管・食道瘻

陽圧換気による合併症
- 静脈還流量低下・心拍出量低下
- 血圧低下
- 尿量低下
- 頭蓋内圧亢進

肺・気道合併症
- 圧損傷:気胸,縦隔気腫,皮下気腫など (☞ p.107)

- 人工呼吸器誘発性肺傷害 VILI

  ① **酸素毒性**⇒速やかに酸素濃度を下げる
  ② **量肺損傷** volutrauma:肺胞過膨張(経肺圧>30〜35cmH$_2$O,V_T>9mL/kg)で起こる

③ **虚脱肺損傷 atelectrauma**：吸気・呼気時の肺胞虚脱が繰り返されることで起こる

図 15-1 従来の換気と肺保護換気

A 従来の換気

B 肺保護換気
肺胞虚脱予防で PEEP を十分にかけて低 1 回換気で行う

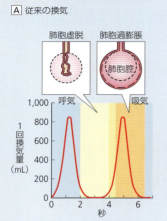
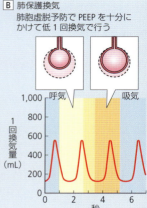

④ **炎症性肺損傷 biotrauma**：肺内炎症性メディエータの全身への影響

図 15-2 人工呼吸器誘発性肺傷害 VILI と多臓器機能不全症候群 MODS との関連

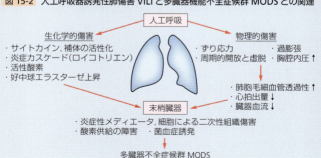

- **酸素毒性**：高濃度酸素は活性酸素, フリーラジカルとなり, 細胞傷害を起こす（細胞内情報伝達阻害, タンパク不活化, 細胞膜傷害, DNA傷害, 細胞死）

> **高濃度酸素の全身への影響**
> 心血管系
> ・全身血管抵抗増大による後負荷上昇
> ・血圧上昇
> ・冠動脈血流低下
> ・心拍出量減少
>
> 呼吸器系
> ・高二酸化炭素血症増大：Haldane 効果による Hb-CO_2 解離
> ・無気肺：肺胞内の窒素と置換され吸収性無気肺を生じる
> ・高濃度酸素性肺傷害 HALI (hyperoxic acute lung injury)
>   ≒急性呼吸促迫症候群 ARDS
>
> 脳血管
> ・脳血流低下

※安全な酸素濃度, 投与期間はわかっていない（安全域 $F_iO_2 < 0.4$, 危険域 $F_iO_2 > 0.8$ という専門家がいる）
$PaO_2 > 55mmHg$, $SaO_2 > 88\%$ で速やかに酸素濃度 F_iO_2 0.21 まで下げることが重要

- 人工呼吸器関連肺炎 VAP：後述（☞ p.102）

人工呼吸器離脱・抜管後の合併症
- 咽頭痛, 嗄声, 嚥下障害
- 鎮静薬, 鎮痛薬中止による離脱症候群

消化器合併症
- 胃十二指腸ストレス潰瘍, 消化管出血
- 腹部膨満, 便秘

腎・電解質合併症
- 腎静脈うっ滞，急性腎障害 AKI
- 抗利尿ホルモン ADH 分泌増加，心房利尿ペプチド ANP 分泌低下
- 呼吸性アシドーシス / アルカローシス

合併症－感染症

人工呼吸器関連肺炎 VAP

疫学・頻度
- 挿管時に"肺炎を発症しておらず"，気管挿管 48 時間後に発症した肺炎
- ICU での感染で 1 番多く，人工呼吸器管理期間と VAP 発生率は関連し，①最初の 5 日間で 3%，② 5 〜 10 日目で 2%，③ 10 日以降 1%
- VAP の約半数は人工呼吸器管理の最初の 4 日間で起こる．頻度は人工呼吸器管理 9 〜 27%

原因微生物・病態生理
- ①挿管チューブのカフ周囲からの感染性分泌物の誤嚥 (95%)，②挿管チューブ内の感染性結露・分泌物の落下 (5%)
- 原因微生物は 50 〜 70% がグラム陰性菌（緑膿菌 17%，腸内細菌科 11%，クレブシエラ 7%，大腸菌 6%，インフルエンザ桿菌 6%，セラチア 5%），15 〜 30% が黄色ブドウ球菌（MRSA 含む），4% がレジオネラ（とくに病院内アウトブレイク時），10 〜 20% がウイルス（インフルエンザ，パラインフルエンザ，アデノウイルス，RS ウイルス，麻疹ウイルス）

診断
- ゴールドスタンダードとなる診断基準がなく，気管挿管 48 時間以降の肺炎と考えられる臨床症状（①発熱・低体温，②白血球上昇・減少，③膿性分泌物，④酸素化不良）＋新たな / 進行する肺野浸潤影で VAP を疑い，喀痰培養・血液培養採取し鑑別診断を行いながら治療を開始

鑑別診断
- ① 無気肺,② 肺塞栓,③ ARDS,④ 肺出血,⑤ 心不全,⑥ 肺癌,⑦ 呼吸器原疾患の増悪

治療

> **多剤耐性菌リスクなし⇒ MSSA と抗緑膿菌活性のある抗菌薬 1 剤**
> ・肺炎球菌,インフルエンザ桿菌,MSSA
> ・感受性良好なグラム陰性桿菌(大腸菌,クレブシエラ,エンテロバクター,プロテウス,セラチア,緑膿菌)
>
> **多剤耐性菌リスクあり⇒ MRSA カバー 1 剤,多剤耐性グラム陰性菌カバー 2 剤**
> ・上記および MRSA,多剤耐性緑膿菌,ESBL 産生型腸内細菌科(大腸菌,クレブシエラ),多剤耐性アシネトバクター,カルバペネマーゼ産生腸内細菌科

① 多剤耐性菌リスクなし
- セフェピム,ピペラシリン・タゾバクタム,イミペネム,メロペネム

② 多剤耐性菌リスクあり
- バンコマイシン,リネゾリド

  ＋

- ピペラシリン・タゾバクタム,抗緑膿菌活性セフェム(セフェピム,セフタジジム),カルバペネム(イミペネム,メロペネム),アズトレオナム

  ＋

- キノロン(シプロフロキサシン,レボフロキサシン),アミノ配糖体(アミカシン,ゲンタマイシン,トブラマイシン),コリスチン

> **ペニシリン・βラクタマーゼ阻害薬**
>   ピペラシリン・タゾバクタム　4.5g　6 時間ごと
> **セフェム(セファロスポリン)**
>   セフタジジム　2g　8 時間ごと
>   セフェピム　2g　8〜12 時間ごと
> **カルバペネム**
>   イミペネム・シラスタチン　0.5g　6 時間ごと,1g　8 時間ごと
>   メロペネム　1g　8 時間ごと

モノバクタム
　アズトレオナム　2g　6〜8時間ごと
キノロン
　シプロフロキサシン　400mg　8時間ごと
　レボフロキサシン　750mg　24時間ごと
アミノ配糖体
　ゲンタマイシン,トブラマイシン　5〜7mg/kg　24時間ごと
　アミカシン　15〜20mg/kg　24時間ごと
抗MRSA薬
　バンコマイシン　15〜20mg/kg　8〜12時間ごと(トラフ15〜20)
　リネゾリド　600mg　12時間ごと
ポリミキシン
　コリスチン　5mg/kg ローディングし2.5mg/kg を12時間ごと

予防:迅速な"抜管"が最も重要

① NIV適応患者では積極的に用い,挿管・人工呼吸器管理を回避
② 人工呼吸器管理中は鎮静なしで患者管理
③ 人工呼吸器管理中は毎日鎮静offにしてSBT
④ 人工呼吸器管理中は毎日離脱評価
⑤ 人工呼吸器管理48〜72時間以上ではカフ上部吸引ドレナージチューブでの挿管
⑥ 人工呼吸器回路交換は明らかな汚染,回路損傷の場合のみ行う
⑦ 頭部挙上30〜45度
⑧ カフ圧:20〜30cmH$_2$Oで管理,体位変換時,吸引操作および検査・移動前後

MEMO

16 トラブルシューティング

人工呼吸器管理中によくみられるトラブル

- 酸素飽和度低下
- 挿管チューブ周囲ノイズ,カフ漏れ
- 高圧アラーム(ピーク圧上昇,プラトー圧上昇)
- 低圧アラーム
- 患者の挿管・人工呼吸器不快

緊急処置が必要なトラブル

① 挿管チューブ位置異常(脱落,片肺挿管)
② 挿管チューブ閉塞
③ 緊張性気胸

挿管・人工呼吸器管理中の緊急事態発生を示唆する所見と対応

- 所見:呼吸困難,チアノーゼ,発汗過多,呼吸音消失
- 対応:
  ① 人工呼吸器回路を外す
  ② O_2 15L/分アンビューバッグ・ジャクソンリースで換気
  ③ 人工呼吸器回路リーク・閉塞と呼吸器設定チェック
  ④ 気道・チューブ閉塞の確認で挿管チューブ内吸引

MEMO

緊急処置が必要なトラブル：各論

挿管チューブ脱落
- 病態生理：リークで1回換気量が送れない
- 所見：挿管チューブ固定位置のずれ，呼吸音消失，挿管チューブ周囲で呼吸ごとにノイズ聴取
- 人工呼吸器モニタリング：呼気1回換気量低下，量時間曲線がゼロに戻らない，高圧・低圧アラーム
- 対応：挿管チューブを進める（喉頭展開およびガムエラスティックブジーガイド下）か，入れ替える

挿管チューブ片肺挿管
- 病態生理：右主気管支片肺挿管，右肺換気のみで左肺はシャント換気
- 所見：挿管チューブ固定位置のずれ，吸気時の胸郭左右差・呼吸音左右差
- 人工呼吸モニタリング：高圧アラーム（ピーク圧↑，プラトー圧↑）
- 対応：挿管チューブを引き抜く

挿管チューブカフ破裂・機能不全
- 病態生理：カフ周囲のリークにより1回換気量低下，低換気
- 所見：呼吸ごとにカフ周囲のノイズ聴取，低酸素血症，カフ膨張不十分，声門上部にカフがみえる
- 人工呼吸モニタリング：呼気1回換気量低下，量時間曲線がゼロに戻らない
- 対応：バルーンカフ圧再確認（20〜30mmH$_2$O），改善なければ挿管チューブ入れ替え

挿管チューブ閉塞
- 病態生理：気道分泌物で閉塞，患者が噛むことで閉塞（とくにスパイラルチューブでの変形）
- 所見：低酸素血症，吸気時に呼吸音なし・胸郭運動なし
- 人工呼吸モニタリング：高圧アラーム（ピーク圧↑，プラトー圧↑）
- 対応：気管内吸引，鎮痛・鎮静深度再確認（スパイラルチューブ変形での閉塞では入れ替え）

緊張性気胸
- **病態生理**：胸腔内圧上昇による静脈還流量低下，心拍出量低下，低血圧・ショック，放置すると低酸素血症進行・心停止
- **所見**：低酸素血症，血行動態不安定，呼吸音減弱，頸静脈怒張，健側への気管・縦隔偏位，バッグ換気不能，肺エコーで lung sliding および commet tail artifact 消失
- **人工呼吸モニタリング**：高圧アラーム（ピーク圧↑，プラトー圧↑），呼気1回換気量低下
- **対応**：緊急脱気（16〜18G サーフロー針，鎖骨中線第二肋間）と続けて胸腔チューブ挿入

動脈血液ガス分析（ABG）トラブルシューティング

低酸素血症
- F_IO_2 0.05〜0.1 ずつ上げる
- PEEP を 2〜3cmH$_2$O ずつ上げる
- I：E 比で吸気時間を延長させる
- 気道分泌物の吸引（とくに無気肺の解除に努める）
- 喘息，COPD 急性増悪では気管支拡張薬使用
- 心原性肺水腫では利尿薬使用
- ARDS ではリクルートメント手技，高 PEEP 設定，腹臥位・筋弛緩薬使用を考慮（☞ 11 章）
- PEEP≧10〜15cmH$_2$O の場合は専門医にコンサルト

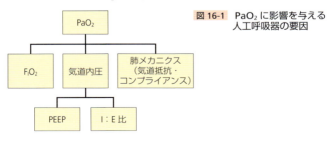

図 16-1 PaO_2 に影響を与える人工呼吸器の要因

高酸素血症
- F_IO_2 0.05〜0.1（5〜10%）ずつ下げる

アシドーシス，高二酸化炭素血症
- 分時換気量 V_E(MV)↓⇒呼吸数 2〜3回/分↑（〜35回/分を超えない），1回換気量 V_T 1〜2mL/kg IBW↑（〜10mL/kg IBW を超えない）
  ※ PSV なら V_T 1〜2mL/kg IBW↑となるよう圧支持 PS↑
- 外傷，敗血症，熱傷など末梢組織での CO_2 産生↑⇒原疾患の治療

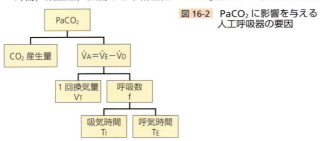

図 16-2 $PaCO_2$ に影響を与える人工呼吸器の要因

アルカローシス，低二酸化炭素血症
- 分時換気量 V_E(MV)↑⇒呼吸数 RR 2〜3回/分↓，1回換気量 V_T 1〜2mL/kg IBW↓
  ※ PSV ならば圧支持 PS 5cmH₂O↓
- 疼痛，不安，中枢神経疾患で呼吸数↑⇒鎮痛・鎮静深度を上げる

MEMO

アラーム対応トラブルシューティング

人工呼吸器のアラーム設定
① 気道内圧上限・下限
② 分時換気量上限・下限
③ 無呼吸時間(とくにPSV, CPAPモードでは必須)
④ 呼吸回数上限
⑤ 1回換気量上限

よくあるアラーム音の原因と対応
高圧アラーム
- 原因:① せき込み,患者・人工呼吸器非同調,② 挿管チューブの閉塞,③ 患者が挿管チューブをかんでいる,喀痰による気道閉塞,喘息発作,気胸
- 注意点:圧上昇時は安全のため呼気バルブが開き換気停止.アラーム中はずっと換気されないため,高圧アラーム時は必ず対応する

低圧アラーム
- 原因:① 呼吸器回路のリーク(カフ漏れ,チューブ脱落,回路脱落),② 患者の吸気努力が強い
- 注意点:低1回換気量,または呼吸仕事量の増大を示す

呼吸数上昇アラーム
- 原因:① 呼吸窮迫,② 不穏,③ 換気量増大
- 注意点:呼吸仕事量の増大,または人工呼吸器サポートの必要性増大を示す

呼吸数低下アラーム
- 原因:① 呼吸ドライブ低下,② 呼吸努力低下
- 注意点:換気不十分を示す

1回換気量低下アラーム
- 原因:① 呼吸ドライブ低下,② 呼吸努力低下,③ 呼吸回路のリーク,④ 圧上限アラームによる1回換気量低下
- 注意点:換気不十分を示す

高圧アラーム時の原因検索

- ① ピーク圧（正常〜 40cmH$_2$O），② プラトー圧（正常〜 30cmH$_2$O）を比較し原因検索（☞ p.126 図 19-5）

  ピーク圧↑，プラトー圧正常
  - 原因：気道分泌物↑，気管支攣縮，チューブ閉塞
  - 対応：気管内吸引，気管支拡張薬，チューブ閉塞チェック

  ピーク圧↑，プラトー圧↑
  - 原因：気胸，ARDS，無気肺，心原性肺水腫，片肺挿管
  - 対応：原因疾患の治療，気道分泌物での無気肺では気管内吸引，片肺挿管ではチューブ位置確認

MEMO

17 吸入療法

　気管支拡張薬の定量噴霧式吸入器 MDI の人工呼吸器での使用について取り上げる

吸入薬のメリット

- 作用部位に直接到達し作用発現が早い
- 期待する効果を得る投与量が全身投与に比べ少なく,全身性の副作用が少ない

吸入薬:種類と使い方

- 人工呼吸器管理,非侵襲的人工呼吸器 NIV では回路内で約 40% 程度付着するため副作用に注意しながら通常の 2 倍量を目安にして投与する

β_2 刺激薬:サルブタモール(サルタノール®)100μg/1 吸入
- 人工呼吸器,NIV 装着中:専用スペーサーを使用し 8〜16 パフ 20 分ごと,安定したら 4〜6 時間ごと
- 副作用:頻脈,動悸,振戦,一過性の低カリウム血症

抗コリン薬:イプラトロピウム(アトロベント®)20μg/1 吸入
- 人工呼吸器,NIV 装着中:専用スペーサーを使用し 16 パフ 20 分ごと,安定したら 4〜6 時間ごと
- 副作用:咳嗽,羞明,口渇,尿閉

MEMO

挿管・人工呼吸器管理と吸入療法

図 17-1 人工呼吸器回路への MDI スペーサーの組み込み

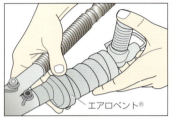 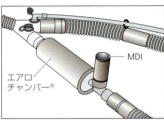

Y ピースの吸入側に装着する

MDI スペーサーによる人工呼吸器管理中の吸入手技
① 患者アセスメント：血行動態，患者・人工呼吸器同調性を確認する
② 気管内と挿管チューブ内の吸引を行う（分泌物が多いと薬剤が吸着してしまう）
③ MDI カニスターをよく振り，スペーサーに取り付ける
④ 加湿器が人工鼻 HME ならば外す
⑤ 可能な限り結露を除去する（結露が多いと薬剤が吸着してしまう）
⑥ 吸気最初のタイミングで MDI 吸入を行う
⑦ 15 秒あけて繰り返す．回路吸着を考慮して普段の 2 倍量〜最高 16 吸入まで（とくに回路内結露が多い場合，増量を考慮する）
⑧ 効果判定，副作用の有無の確認

MEMO

非侵襲的人工呼吸器 NIV と吸入療法

図 17-2 NIV 回路への MDI スペーサーの組み込み

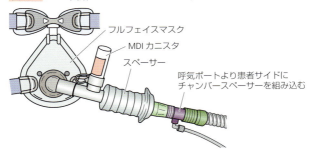

MDI スペーサーによる NIV 管理中の吸入手技
① 患者アセスメント：血行動態，マスクフィット・耐用，患者・人工呼吸器の同調性を確認する
② マスクと呼吸器回路のリークを最小限にする
③ マスクと呼吸器回路呼気ポートの間にスペーサーを入れる
④ MDI カニスターをよく振り，スペーサーにとりつける
⑤ IPAP 15〜20cmH$_2$O，EPAP 5cmH$_2$O にする
⑥ 30 分以上 NIV 使用中のケースでは加温加湿器をつける
⑦ 吸気最初のタイミングで MDI 吸入を行う
⑧ 15 秒あけて繰り返す．回路吸着・リークを考慮して普段の 2 倍量〜最高 16 吸入まで（とくに回路内結露が多い場合，同調性が悪い場合，増量を考慮する）
⑨ 効果判定，副作用の有無の確認

MEMO

気管支拡張薬の効果判定

観察ポイント
- 呼吸回数⇒頻呼吸が落ち着いてきているか
- 呼吸パターン⇒シーソー呼吸や呼吸補助筋使用していた場合改善傾向があるか
- 喘鳴・Wheeze や呼吸音⇒呼吸回数・パターンの改善に合わせて喘鳴・Wheeze が減弱しているか
- 呼吸パターン悪化し呼吸努力の減弱と喘鳴・Wheeze が聴取されない場合 "Silent chest" ⇒挿管・人工呼吸器管理を考慮

人工呼吸器データ

図 17-3 気道抵抗

正常　　　　　　　気道抵抗上昇

気道抵抗：$PIP - P_{plat}$ による治療効果判定

PIP
P_{plat}
Raw 上昇

圧
15
5

PIP：ピーク圧
P_{plat}：プラトー圧
気道抵抗 Raw 上昇は($PIP - P_{plat}$)の差として評価する

図 17-4 auto-PEEP

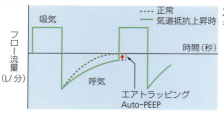

エアトラッピング
＝auto-PEEP/ 内因性 PEEP

吸気
・・・・ 正常
―― 気道抵抗上昇時
フロー流量
(L/分)
時間(秒)
呼気
エアトラッピング
Auto-PEEP

図 17-5 フロー時間曲線

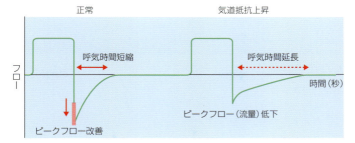

図 17-6 フローボリュームカーブ

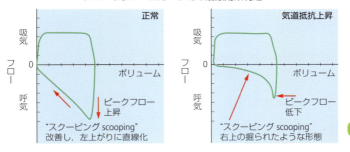

MEMO

18 人工呼吸器管理ルーチンケア

Daily Check List －主に医師向け

人工呼吸器関連

① 温度チャート確認
- 夜間帯の変化

② バイタルサインチェック
- HR, RR, BP, SpO_2 (酸素投与量, 酸素濃度とあわせて), 尿量

③ IN/OUT バランス
- 過去 8, 12, 24 時間, ICU 入室後からのトータル
- 体重変化, ボリューム評価 (BNP 値, 中心静脈圧 CVP, 肺動脈圧 PAP, 心エコー, 腎機能)

④ 胸部診察
- エア入り, 呼吸音・ラ音 (クラックル, 喘鳴)

⑤ 挿管チューブ・気管切開チューブ
- 位置・深さ, 可動性・抜けやすくないか
- 気道分泌物の量・性質, 吸引回数

⑥ 人工呼吸器モニタリング
- モード, PEEP, ピーク圧, プラトー圧

⑦ 動脈血液ガス分析 (ABG)
- pH, PaO_2, $PaCO_2$, HCO_3^-, 乳酸値, 電解質 (Na, K, Ca)

⑧ 胸部 X 線
- 挿管/気管切開チューブ位置, カテーテル位置, 肺野浸潤影, 気胸・縦隔気腫・皮下気腫の有無, 経鼻胃管位置

⑨ 鎮痛・鎮静薬, その他薬剤
- 患者安楽・快適性アセスメント
- BPS/CPOT, RASS スコアによる適切な鎮痛・鎮静深度アセスメントと鎮痛・鎮静薬調整 (☞ 13 章)

- ⑩ 臨床経過
  - 原疾患改善の有無,現在の F_iO_2/PEEP,F_iO_2・P/F 比トレンド,SAT/SBT 可能性
- ⑪ 人工呼吸器設定変更
  - 酸素濃度 F_iO_2,PEEP,呼吸数 f
  - 自発呼吸テスト SBT
- ⑫ 新規・追加検査オーダー
  - 胸部 X 線,ABG 回数

全身管理

- ① VAP 予防
  - ショック,脊髄損傷以外では頭部挙上 30〜45 度
  - 圧迫部の皮膚潰瘍チェック
- ② 深部静脈血栓症 DVT/肺塞栓 PE 予防
  - 低分子ヘパリン LMWH,未分画ヘパリン UFH 皮下注
  - ヘパリン予防禁忌の場合,弾性ストッキング,フットポンプなど機械的予防
- ③ 鎮痛・鎮静,PAD スケール
  - BPS/CPOT での鎮痛評価,SAS/RASS での鎮静評価
  - 適切な鎮痛・鎮静深度または 1 日 1 回鎮静中断 daily interruption of sedation (DIS)
- ④ ストレス潰瘍予防
  - プロトンポンプ阻害薬 PPI,H_2ブロッカー H_2RA
  - 早期経腸栄養開始
- ⑤ 栄養管理
  - 目標タンパク 1〜1.5g/kg/ 日,目標カロリー 25〜30kcal/kg/ 日
  - 血糖コントロール:糖尿病なし 180〜200mg/dL 以下,
    糖尿病あり 220mg/dL 以下
  - 早期経腸栄養
  - 経腸栄養のみで目標タンパク,カロリーに達しない場合,適宜静脈栄養併用

Daily Check List －主に ICU ナース，臨床工学技士，呼吸理学療法士

人工呼吸器関連

① 人工呼吸器設定
- モード
- F_iO_2
- 1回換気量 V_T
- 呼吸数 f
- PEEP
- 吸気時間 Ti
- 吸気・呼気比 I：E
- 流量・流速
- 吸気ポーズ・プラトー時間（矩形波量換気の場合）

② 人工呼吸器パラメータ
- ピーク圧 PIP, P_{peak}
- プラトー圧 P_{plat}
- 平均気道内圧 MAP
- 自発呼吸数
- 吸気1回換気量 V_{TI}
- 呼気1回換気量 V_{TE}
- 分時換気量 MV, V_E
- 肺コンプライアンス C
- 気道抵抗 R
- 時定数（R×C）
- 呼吸器回路加温加湿，挿管チューブ結露
- バクテリアフィルター

③ 人工呼吸アセスメント
- アラームチェック
- 挿管チューブ位置・太さ
- カフ圧
- 呼吸音
- 回路内結露除去・吸引

④ 呼吸器治療薬,吸入薬アセスメント
- 投与量,投与回数
- 治療効果判定

人工呼吸器周辺

① 口腔ケア
- 4～8時間ごとに口腔内アセスメントを行う
- 口腔内アセスメント:口唇,口腔粘膜,舌,歯肉,歯牙,軟口蓋・硬口蓋
- 歯垢・口腔内バイオフィルム定着の減少・除去が目的
- 水道水,イソジン,アズノール,緑茶・カテキンを用いてブラッシングを行う(1～2回/日)
- 挿管チューブの固定(1回/日)
- 可能なら歯科・口腔外科医,歯科衛生士による専門的な口腔ケア介入

② 口腔内・気管内吸引
- 時間を決めてルーチンで実施しない
- 気道閉塞リスクがある気道分泌物貯留の除去が目的
- 気管・主気管支の分泌物を除去する処置であり,末梢側の気道分泌物の移動は適切な加温加湿,呼吸理学療法・体位ドレナージが重要
- 適応:① 気道分泌物の存在を示す呼吸音(Rhonchi,低音性連続性ラ音),② 気道抵抗上昇・気道内圧上昇,③ 呼吸困難・低酸素血症,④ チューブ内の視覚的に気道分泌物の確認,⑤ 人工呼吸器グラフィック波形のブレ(鋸歯波形),⑥ 胸部触診で振動の確認
- 合併症:① 気管・気管支粘膜損傷,② 低酸素血症(とくに高PEEP管理時),③ 不整脈,④ 循環不全,⑤ 呼吸停止,⑥ 気管支攣縮,⑦ 頭蓋内圧亢進,⑧ 疼痛

③ 胃残内容量(gastric residual volume: GRV)
- 胃管逆流量およびGRV 4～8時間ごとチェック

④ **体位**
  - ショック,脊髄損傷でなければ 30 〜 45 度ギャッジアップ
⑤ **鎮痛・鎮静スコア**
  - 適切な鎮痛・鎮静深度アセスメント
  - 鎮痛の BPS/CPOT スコア,鎮静の SAS/RASS スコア
  - 筋弛緩使用時は TOF および BIS モニター
⑥ **緊急時の安全確保**
  - アンビューバッグ・ジャクソンリース,カフ圧計,吸引チューブ,救急カート

MEMO

19 ディスプレイ,アラーム設定,モニタリング

ディスプレイ

- 人工呼吸器のディスプレイには① 呼吸器設定,② リアルタイムデータ,③ 人工呼吸器グラフィック〔圧時間曲線,フロー(流量)時間曲線,換気量時間曲線〕が一般的には表示される

図 19-1 ディスプレイ(PURITAN BENNETT™840)

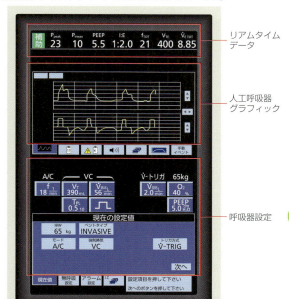

リアルタイムデータ

人工呼吸器グラフィック

呼吸器設定

呼吸器設定項目

① モード,② 呼吸様式（量・圧換気）,③ 酸素濃度 F_IO_2,
④ PEEP/CPAP,⑤ トリガー（圧・フロー）,トリガー感度,
⑥ 強制呼吸数,⑦ 1回換気量,⑧ 吸気ピーク圧,
⑨ 流量波形（矩形波,漸減波）,⑩ 駆動圧 DP (driving pressure),
⑪ 吸気時間（呼気・呼気比,I：E）,⑫ プラトー時間

アラーム設定

- おおまかなアラーム設定値は次の通りである

① 気道内圧上限・下限
  ⇒上限：最高気道内圧＋10cmH₂O,下限：最高気道内圧の70%
② 分時換気量上限・下限
  ⇒上限：平均分時換気量<2倍,下限：平均分時換気量の50%
③ 無呼吸時間（とくに PSV,CPAP モードでは必須）：15〜20秒
  ⇒ PSV,CPAP では無呼吸設定を必ず確認
④ 呼吸回数上限：35〜45回/分
⑤ 1回換気量上限
  ⇒平均1回換気量×1.5倍（または<10mL/kg IBW）

MEMO

モニタリング

- ベッドサイドでよく用いられている人工呼吸器モニタリングとして，① 経皮的酸素飽和度 SpO_2 と酸素化の指標，② 呼気終末 CO_2 分圧 $EtCO_2$ モニター，③ 人工呼吸器グラフィックでの肺メカニクス，について取り上げる

経皮的酸素飽和度 SpO_2（パルスオキシメータを用いる）
ヘモグロビン酸素解離曲線
- ヘモグロビン酸素飽和度は酸素分圧で決められる
- 経皮的酸素飽和度でおおよその目安となる
- 誤差が生じるため1日1回は動脈血液ガス分析で確認する必要がある

図 19-2

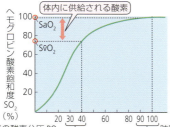

末梢組織での酸素分圧 PO_2 　　　　　　　　　肺胞ガス交換直後の酸素分圧 PO_2
（≒混合静脈血 $P\bar{v}O_2$）　　酸素分圧（mmHg）　　（≒動脈血 PaO_2）

MEMO

ヘモグロビン酸素解離曲線の右方偏位と左方偏位

- 右方偏位：発熱，アシドーシス，高CO_2血症，2,3-DPG（2,3ジホスホグリセリン酸）↑（貧血でみられる）
- 左方偏位：低体温，アルカローシス，低CO_2血症

図 19-3

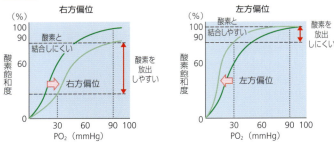

みるポイントは2つ！：PaO_2 が 30 と 90 の部分，組織血（＝混合静脈血）と動脈血を反映！

酸素化の指標

肺胞-動脈酸素圧較差 A-a Gradient (A-aDO_2) (☞ p.18)

- 肺胞内酸素分圧と動脈血酸素分圧の差があり，正常は 10mmHg 以下．（室内気の条件で）
- 低酸素血症で A-aDO_2 ↑ だと，換気血流不均等，拡散障害，シャントが病態として考えられる
- F_IO_2 値によって変化するために室内気または F_IO_2 1.0 など一定の酸素濃度下でトレンドをみないと判断がつかないのが欠点

P/F 比

- 動脈血酸素分圧 PaO_2 と酸素濃度 F_IO_2 から求められる
- 酸素濃度の影響を受けにくく容易に求められるため使いやすい
    例：F_IO_2 1.0 で PaO_2 200 ⇒ P/F 比 200
    　　F_IO_2 0.6 で PaO_2 240 ⇒ P/F 比 400
- ARDS ベルリン定義で重症度にも用いられる (☞ p.74, 130)

呼気終末 CO_2 分圧 E_TCO_2 モニター（カプノメータを用いる）
E_T (end-tidal) CO_2
- 呼気終末に気道内で計測された二酸化炭素濃度
- ① 末梢臓器の二酸化炭素産生，② 肺血流，③ 肺胞換気，④ 人工呼吸器回路開存性を反映
- ① 末梢臓器の二酸化炭素産生，と② 肺血流が変化しなければ，E_TCO_2（正常：30〜35）と $PaCO_2$（正常：35〜45）は相関
- 正常：35〜45mmHg，低換気：＞45mmHg，過換気：＜35mmHg
- ※クリティカルケアでは肺疾患や循環不全から肺血流量が変化するためルーチンには使いにくい
- 有用な場面として，① 挿管時の食道挿管の有無，② 心肺蘇生時の循環回復の可否，では有用．またクリティカルケアでは急激な E_TCO_2 値の増加や減少で呼吸または循環イベントの気づきになる可能性あり．

カプノメータの波形：正常

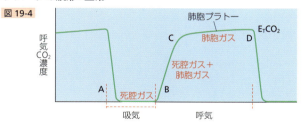

図 19-4

- 第Ⅰ相：吸気ベースライン－"A-B"
  吸気相は CO_2 を含まないため 0．"死腔ガス"＝大気ガス CO_2 ほぼゼロ
- 第Ⅱ相：呼気上昇－"B-C"
  CO_2 を含まない死腔ガスと CO_2 を含む肺胞気ガスが混ざった状態で呼出．CO_2 濃度が急激に上昇する
- 第Ⅲ相：呼気平坦－"C-D"
  肺胞気ガスを多く含んだ呼気ガスが呼出．CO_2 がわずかに上昇し平坦な波形．D が，E_TCO_2 値
- 第Ⅳ相：呼気下降－"D-A"
  CO_2 を含まないガスが吸入されるため CO_2 濃度は急激に下降

カプノメータの異常所見

表 19-1 E_TCO_2 値異常の一般的な原因

	E_TCO_2 増加	E_TCO_2 減少
① 代謝異常	疼痛, 悪性高熱, シバリング	低体温, 鎮静
② 循環異常	心拍出量↑(敗血症など)	心停止, 肺塞栓, 循環血液量低下
③ 気道異常	肺胞低換気, 呼吸機能低下	肺胞過換気
④ 人工呼吸器異常	換気設定低下, 呼吸弁異常	気管チューブ閉塞, 換気設定過剰, 回路リーク, 食道挿管

肺メカニクス

- VACV (量 ACV, 矩形波) を選択し鎮痛・深い鎮静をかけて人工呼吸器換気とすることで,
  ① 最高気道内圧 PIP,
  ② PEEP,
  ③ 吸気ポーズ (このときフロー=0) によりプラトー圧 (肺胞内圧を示す),
  ④ 駆動圧 DP (=プラトー圧ー総 PEEP),
  ⑤ 呼気ポーズにより auto-PEEP, そして総 PEEP (PEEP+auto-PEEP), が得られる.

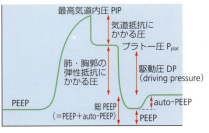

図 19-5

- また, 矩形波 VACV ではフロー (流速) が一定であり, さらに
  ⑥ 気道抵抗 $R = \dfrac{PIP - 総PEEP}{フロー(流速)}$,
  ⑦ コンプライアンス $C = \dfrac{1回換気量 V_T}{プラトー圧 - 総PEEP (=駆動圧 DP)}$

で求めることができる.

20 人工呼吸器管理のための有用な公式・図表・略語集

重要な数値

- ピーク圧 ≦40mmH$_2$O
- プラトー圧 ≦30mmH$_2$O(胸腔内圧・肺胞外圧の影響でさらに高くなることも)
- 駆動圧 DP ≦15mmH$_2$O
- カフ圧 20〜30mmH$_2$O
- 静的コンプライアンス >60mL/cmH$_2$O
- 動的コンプライアンス 40〜50mL/cmH$_2$O
- 気道抵抗 <10cmH$_2$O/秒

重要な公式

公式	正常値
理想体重 ideal body weight (IBW) (kg) <男性>50+0.91×(身長 cm−152.4) <女性>45.5+0.91×(身長 cm−152.4)	
酸素化 P/F ratio (mmHg) $\dfrac{P_aO_2}{F_iO_2}$	350〜450
1回換気量 (V_T) (mL/回)	5〜7mL/kg IBW
分時換気量 ($\dot{V}_E$) (MV) (L/分) $V_T \times RR$	5〜8
肺胞-動脈血酸素分圧較差 (A-aDO$_2$) (mmHg) $P_AO_2 − P_aO_2$	<25mmHg(年齢、酸素投与量により変化)
静的コンプライアンス (mL/cmH$_2$O) $\dfrac{V_T}{(プラトー圧 − PEEP)}$	>60
動的コンプライアンス (mL/cmH$_2$O) $\dfrac{V_T}{(ピーク圧 − PEEP)}$	40〜50
肺胞換気 $(V_T − V_D) \times RR$	
RSBI (回/L) $\dfrac{RR}{V_T(L)}$	≦105

F$_i$O$_2$: 酸素濃度, RR: 呼吸数, P$_A$O$_2$: 肺胞気酸素分圧, P$_a$O$_2$: 動脈血酸素分圧, V$_D$: 死腔換気量

図表

呼吸困難・息切れスケール

① 修正 Borg スケール

0	感じない (nothing at all)
0.5	非常に弱い (very very weak)
1	やや弱い (very weak)
2	弱い (weak)
3	
4	多少強い (some what strong)
5	強い (strong)
6	
7	とても強い (very strong)
8	
9	
10	非常に強い (very very strong)

② Fletcher-Hugh-Jones 分類 (F-H-J)

1度	同年齢の健常者とほとんど同様の労作ができ,歩行,階段昇降も健常者並みにできる
2度	同年齢の健常者とほとんど同様の労作ができるが,坂,階段の昇降は健常者並みにはできない
3度	平地でさえ健常者並みには歩けないが,自分のペースでなら1マイル (1.6km) 以上歩ける
4度	休みなしでなければ50ヤード (46m) も歩けない
5度	会話,着物の着脱にも息切れを感じる.息切れのため外出ができない

③ MRC 息切れスケール (British Medical Research Council)

Grade 0	息切れを感じない
Grade 1	強い労作で息切れを感じる
Grade 2	平地を急ぎ足で移動する,または緩やかな坂を歩いて登るときに息切れを感じる
Grade 3	平地歩行でも同年齢の人より歩くのが遅い,または自分のペースで平地歩行していても息継ぎのため休む
Grade 4	約100ヤード (91.4m) 歩行したあと息継ぎのため休む,または数分間,平地歩行したあと息継ぎのため休む
Grade 5	息切れがひどくて外出ができない,または衣服の着脱でも息切れがする

MEMO

敗血症 Sepsis-3 定義

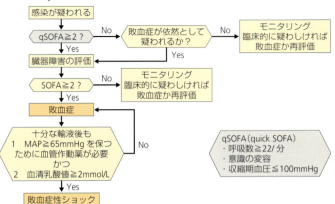

SOFA スコア

項目	点数				
	0点	1点	2点	3点	4点
呼吸器: PaO_2/F_IO_2 (mmHg)	≧400	<400	<300	<200 +呼吸補助	<100 +呼吸補助
凝固能: 血小板数 ($\times 10^3/\mu L$)	≧150	<150	<100	<50	<20
肝機能: ビリルビン (mg/dL)	<1.2	1.2 〜1.9	2.0〜5.9	6.0〜11.9	>12.0
循環機能: 平均動脈圧 MAP (mmHg)	MAP ≧70	MAP <70	DOA<5γ あるいは DOB使用	DOA 5.1〜15 あるいは Ad≦ 0.1γあるいは NOA≦0.1γ	DOA>15γ あるいは Ad> 0.1γあるいは NOA>0.1γ
中枢神経系: GOS	15	13〜14	10〜12	6〜9	<6
腎機能: クレアチニン値 (mg/dL) 尿量 (mL/日)	<1.2	1.2〜1.9	2.0〜3.4	3.5〜4.9 <500	>5.0 <200

DOA: ドパミン, DOB: ドブタミン, Ad: アドレナリン, NOA: ノルアドレナリン
SOFA スコアのベースラインから2点以上の増加で，感染症が疑われるものは敗血症と診断される

ARDS ベルリン定義
ARDS の診断基準と重症度分類

重症度分類	Mild 軽症	Moderate 中等症	Severe 重症
PaO_2/F_IO_2 (酸素化能, mmHg)	$200 < PaO_2/F_IO_2 \leq 300$ (PEEP, CPAP $\geq$ 5cmH$_2$O)	$100 < PaO_2/F_IO_2 \leq 200$ (PEEP $\geq$ 5cmH$_2$O)	$PaO_2/F_IO_2 < 100$ (PEEP $\geq$ 5cmH$_2$O)
発症時期	侵襲や呼吸器症状(急性/増悪)から1週間以内		
胸部画像	胸水,肺虚脱(肺葉/肺全体),結節では全てを説明できない両側性陰影		
肺水腫の原因 (心不全, 溢水の除外)	心不全,輸液過剰では全て説明できない呼吸不全: 危険因子がない場合,静水圧性水腫除外のため心エコーなどによる客観的評価が必要		

MEMO

Murray Lung Injury Score

項目		スコア
胸部X線, 肺野浸潤影	なし 1/4 1/2 3/4 全体	0 1 2 3 4
低酸素 (PaO_2/F_iO_2)	≧300 225〜299 175〜224 100〜174 <100	0 1 2 3 4
人工呼吸器コンプライアンス (mL/cmH$_2$O)	≧80 60〜79 40〜59 20〜39 ≦19	0 1 2 3 4
人工呼吸器PEEP (cmH$_2$O)	≦5 6〜8 9〜11 12〜14 ≧15	0 1 2 3 4
スコア (合計スコア÷項目数)	肺傷害なし 軽度・中等度肺傷害ALI 重症肺傷害・ARDS	0 0.1〜2.5 >2.5

修正 CPIS (Clinical Pulmonary Infection Score)

項目	点数		
	0	1	2
体温	36.5〜38.4℃	38.5〜38.9℃	36〜39℃
白血球数 (/μL)	4,000〜11,000	<4,000 or >11,000	<4,000 or >11,000 +bands (>500)
気道分泌物	ほとんどなし	多量	多量かつ膿性
胸部X線の陰影	なし	びまん性	局在性
PaO_2/F_iO_2	>240 または ARDS		<240 または ARDS なし
細菌培養	陰性		陽性

score≦6: 抗菌薬を必要としない, 抗菌薬の早期中止を考慮

略語集

A/C	assist/control	補助/調節換気
A/CMV	assist/control mandatory ventilation	補助/調節強制換気
ACV	assist-control ventilation	補助調節換気
AARC	American Association of Respiratory Care	米国呼吸療法学会
ADH	antidiuretic hormone	抗利尿ホルモン
AH	absolute humidity	絶対湿度
ANP	atrial natriuretic peptide	心房性ナトリウム利尿ペプチド
APRV	airway pressure release ventilation	気道圧開放換気
ARDS	acute respiratory distress syndrome	急性呼吸促迫症候群
ASV	adaptive supportive ventilation	調節補助換気
A-aDO$_2$	alveolar-arterial oxygen difference	肺胞気－動脈血酸素分圧較差
BNP	brain natriuretic peptide	脳性ナトリウム利尿ペプチド
COPD	chronic obstructive pulmonary disease	慢性閉塞性肺疾患
COT	conventional oxygen therapy	従来からの酸素療法
CPAP	continuous positive airway pressure	持続気道陽圧
CaO$_2$	arterial oxygen content	動脈血酸素含量
DO$_2$	delivery oxygen	酸素供給量
DP	driving pressure	駆動圧
EPAP	expiratory positive airway pressure	呼気気道陽圧
E$_T$CO$_2$	end-tidal CO$_2$	呼気終末二酸化炭素分圧
f	frequency	呼吸数
F$_I$O$_2$	fraction of inspired O$_2$ concentration	吸入気酸素濃度
FRC	functional residual capacity	機能的残気量
HFNC	high flow nasal cannula	高流量鼻カニュラ
HFOV	high-frequency oscillatory ventilation	高頻度振動換気
HH	heated humidification	熱線付き加温加湿器

HME	heat and moisture exchanger	人工鼻
I:E比	inspired: expired	吸気相・呼気相時間比
IMV	invasive mechanical ventilation	侵襲的人工呼吸（挿管・人工呼吸のこと）
IPAP	inspiratory positive airway pressure	吸気気道陽圧
IPPV	invasive positive pressure ventilation	侵襲的陽圧換気
MAP	mean airway pressure	平均気道内圧
MDI	metered-dose inhaler	定量噴霧式吸入器
MRSA	methicillin resistant *Staphylococcus aureus*	メチシリン耐性黄色ブドウ球菌
MV	minute volume	分時換気量
NAVA	neutrally adjusted ventilatory assist	
NIV	noninvasive ventilation	非侵襲的人工呼吸
NPPV	noninvasive positive pressure ventilation	非侵襲的陽圧換気
P/F比	PaO_2/F_IO_2	
P_ACO_2	partial pressure of alveolar carbon dioxide	肺胞気二酸化炭素分圧
P_AO_2	partial pressure of alveolar oxygen	肺胞気酸素分圧
PAV	proportional assist ventilation	
PA	pressure assist	圧調節
PC	pressure control	圧制御
PCO_2	partial pressure of carbon dioxide	二酸化炭素分圧
PCV	pressure control ventilation	圧規定式調節換気
PEEP	positive end-expiratory pressure	呼気終末陽圧
PE_{max}	maximal expiratory pressure	最大呼気圧
PHC	permissive hypercapnia	高二酸化炭素血症許容
P_IO_2	partial pressure of inspiratory oxygen	吸入気酸素分圧
PIP	peak inspiratory pressure	最高気道内圧
PI_{max}	maximal inspiratory pressure	最大級気圧
PO_2	partial pressure of oxygen	酸素分圧
P_{plat}	plateau pressure	プラトー圧
PRVC	pressure regulated volume control	圧制御量規定式換気

PSV	pressure support ventilation	圧支持換気（プレッシャーサポート）
$PaCO_2$	partial pressure of arterial carbon dioxide	動脈血二酸化炭素分圧
PaO_2	partial pressure of arterial oxygen	動脈血酸素分圧
RASS	Richmond Agitation Sedation Scale	鎮静 RASS スコア
RH	relative humidity	相対的湿度
RM	recruitment maneuver	リクルートメント手技
RSBI	rapid shallow breathing index f/V_T (L)	
SAS	Sedation-Agitation Score	鎮静 SAS スコア
SAT	spontaneous awakening trial	自発覚醒テスト
SBT	spontaneous breathing trial	自発呼吸テスト
SIMV	synchronized intermittent mandatory ventilation	同期式間欠的強制換気
SIRS	systemic inflammatory response syndrome	全身性炎症反応症候群
SaO_2	arterial oxygen saturation	動脈血酸素飽和度
SpO_2	pulse-oxymetric oxygen saturation	経皮的動脈血酸素飽和度
SvO_2	mixed venous oxygen saturation	混合静脈血酸素飽和度
$\dot{V}_A/\dot{Q}$	ventilation perfusion ratio	換気血流比
$\dot{V}_A$	alveolar ventilation	肺胞換気量
VA	volume assist	量調節
VC	volume control	量制御
VCV	volume control ventilation	量規定式調節換気
V_E	expiratory minute volume	（呼気）分時換気量
VILI	ventilator-induced lung injury	人工呼吸器誘発性肺傷害

MEMO

コラム

ARDS の早期発見・早期治療
－今日からあなたも ARDS ハンター！－②

　ARDS をいかに早期発見し，早期治療を開始できるかについては最初のコラムで述べたとおりです（☞ p.79）．
　著者の勤務する病院で 2017 年秋より超急性期呼吸不全・ARDS チームを立ち上げました．このチームは ARDS 発症高リスク患者群の洗い出しと ARDS 早期発見・早期治療を目的に，とくに超急性期の呼吸不全患者を多く扱う当院 ER，ICU/CCU，救急病棟の看護師有志がメンバーとなっています．主な活動内容は 3 つあります．

> ① ARDS の早期発見・早期治療のための "ARDS チェックシート" 作成
> ② "急性呼吸不全 ARDS チェックシート" の ER，ICU，救急病棟での使用推進
> ③ 定期的な勉強会・実技・チェックテストの開催：呼吸不全，人工呼吸器管理の教育・啓蒙

　実際の ARDS チェックシートは次頁のようになっています．
　ぜひみなさんの施設でも ARDS 早期診断・早期治療をすすめていきませんか．

急性呼吸不全　チェックリスト　　　　　　ID＿＿＿＿＿＿＿＿

1. バイタルサイン

BP＿＿＿＿mmHg　HR＿＿＿＿/分　RR＿＿＿＿回/分　SpO$_2$＿＿＿％　BT＿＿＿℃

qSOFA
- □ SBP=100mmHg 以下　　□呼吸回数 22 回/分以上　　□GCS15 点未満

酸素化
- □ SpO$_2$=90％以下　　　酸素投与量＿＿＿＿＿＿L/分

2. ARDS となる原因疾患・リスクの有無　　レ点チェック

□肺自体の損傷－重症肺炎　□胃液の誤嚥　□肺挫傷　□肺脂肪塞栓　□溺水　□有毒ガス吸入
□肺以外の傷害－敗血症　□多発外傷　□大量輸血　□人工心肺　□薬物中毒　□急性膵炎

一つでもチェックが入れば下記へ

3. 予想体重 Predicted Body Weight

男性：50+0.91×(＿＿＿＿cm-152.4)　女性：45.5+0.91×(＿＿＿＿cm-152.4)　結果＿＿＿＿kg

4. コード

| □人工呼吸器を希望する (Full CPR) | □分からない (コード未定) | □DNAR NIV は希望する | □DNAR 希望しない |

5. ARDS の重症度評価・判定方法

i)部分再呼吸のないリザーバーマスク 15L/分
- → SpO$_2$<96％ → 中等度~重度の ARDS の可能性！
- → SpO$_2$≧96-98％ → 急性呼吸不全~軽度 ARDS の可能性！

リザーバーマスク 15L/分 5 分値 PaO$_2$＿＿＿＿SpO$_2$＿＿＿＿

ii)i での評価後、挿管・人工呼吸器管理もしくは高流量酸素投与開始時の重症度判定

人工呼吸器・NIV・HFNC：F$_i$O$_2$ = 1.0　PEEP≧5cmH$_2$O（HFNC では 37℃、流量 50L/分以上）設定

5 分後に評価
- → SpO$_2$<96％/PaO$_2$<100 → 中等度~重症 ARDS → 挿管・人工呼吸器管理
- → SpO$_2$≧96-98％/PaO$_2$≧100 → 軽度~中等度 ARDS → HFNC、NIV 継続を考慮

上記条件 5 分後 PaO$_2$/SpO$_2$＿＿＿＿/＿＿＿＿

6. ARDS の重症度分類

軽度 mild　　　　200＜PaO$_2$/F$_i$O$_2$≦300　　PEEP or CPAP≧5cmH$_2$O　　□NIV/HFNC 考慮
中等度 moderate　100＜PaO$_2$/F$_i$O$_2$≦200　　PEEP≧5cmH$_2$O　　　　　　□挿管・人工呼吸器、ICU 入室考慮
重症 severe　　　　PaO$_2$/F$_i$O$_2$≦100　　　　PEEP≧5cmH$_2$O

P/F 比＿＿＿＿＿＿＿＿　重症度：＿＿＿＿＿＿＿＿

付録 人工呼吸器チェックシート

人工呼吸器本体・回路周辺（侵襲的人工呼吸 IMV，非侵襲的人工呼吸 NIV，高流量鼻カニュラ HFNC すべてに共通）

緊急時必要物品（アンビューバッグ, ジャクソンリース, 挿管セット）	
本体機器の異常	
非常用電源への接続	
酸素・空気配管への接続	
回路接続部の異常	
ウォータートラップの位置, 吸気・呼気回路内結露の除去（IMV, NIV）	
人工鼻 HME，加温加湿器 HH の設定（IMV, NIV）	
適切な加湿の有無	
バクテリアフィルターの汚染の有無（IMV, NIV）	
その他	

IMV

① 設定

モード，呼吸様式（量・圧換気）	
酸素濃度 F_iO_2	
1 回換気量 V_T	
吸気圧 Pi	
呼吸数 f	
PEEP/CPAP	
吸気時間 Ti	
吸気・呼気比, I : E	
流量・流速	
吸気ポーズ・プラトー時間	
トリガー（圧・フロー），感度	
その他	

② アラーム設定

気道内圧上限・下限	
分時換気量上限・下限	
1回換気量上限	
無呼吸時間	
無呼吸時人工呼吸器設定 (圧・量換気,呼吸数 f, 酸素濃度 F_IO_2)	
その他	

③ モニタリング

挿管・気管切開チューブ位置・深さ,カフ圧	
人工呼吸器関連　ピーク圧 PIP	
プラトー圧 P_{plat}	
平均気道内圧 MAP	
自発呼吸数	
吸気 1 回換気量 V_{TI}	
呼気 1 回換気量 V_{TE}	
分時換気量 MV	
肺コンプライアンス C	
気道抵抗 R	
時定数 (R×C)	
呼吸状態:呼吸回数,呼吸音,エア入り,胸郭の動き,呼吸 　　　　補助筋の使用,気道分泌物の性状・量・吸引頻度	
バイタルサイン: HR, BP, BT, SpO_2	
意識レベル,鎮静深度	
合併症:チューブ周囲皮膚の変化(発赤,潰瘍など), 　　　　目・口腔汚染の有無	
動脈血液ガス分析(pH, PaO_2, PaO_2, HCO_3^-, 乳酸値, P/F 比)	
その他	

NIV
① 設定

モード	
酸素濃度 F_IO_2	
吸気圧 IPAP	
呼気圧 EPAP	
呼吸回数 f	
設定された吸気時間 Ti	
吸気立ち上がり時間 Rise Time	
マスク種類・サイズ	
その他	

② アラーム設定

吸気圧上限・下限	
分時換気量上限・下限	
無呼吸	
1回換気量上限・下限	
呼吸回数上限・下限	
その他	

③ モニタリング

実測:1回換気量	
実測:分時換気量	
実測:リーク量	
呼吸状態:呼吸回数,呼吸音,エア入り,胸郭の動き,呼吸補助筋の使用	
バイタルサイン:HR, BP, BT, SpO_2	
意識レベル,鎮静深度	
合併症:マスクフィッティング,マスク接触部皮膚の変化(発赤,潰瘍など),目・鼻・口腔乾燥の有無	
動脈血液ガス分析 (pH, PaO_2, PaO_2, HCO_3^-, 乳酸値, P/F比)	
その他	

HFNC
① 設定

温度, 流量	
酸素濃度 F_iO_2	
専用鼻カニュラサイズ	
その他	

② アラーム設定
設定アラームはないが, ①回路リーク, ②回路閉塞, ③温度, ④流量, ⑤酸素濃度高値・低値, ⑥チャンバー水不足, でアラームが鳴る

その他	

③ モニタリング

呼吸状態: 呼吸音, エア入り, 胸郭の動き, 呼吸補助筋の使用	
バイタルサイン: HR, BP, BT, RR, SpO_2	
意識レベル, 鎮静深度	
合併症: 鼻カニュラ接触部皮膚の変化（発赤, 潰瘍など）, 鼻・口腔乾燥の有無	
動脈血液ガス分析（pH, PaO_2, PaO_2, HCO_3^-, 乳酸値, P/F比）	
その他	

MEMO

参考文献

1. The Acute Respiratory Distress Syndrome Network. Ventilation with lower tidal volumes as compared with traditional tidal volumes for acute lung injury and the acute respiratory distress syndrome. N Engl J Med. 2000; 342: 1301.
2. Nishimura M. High-flow nasal cannula oxygen therapy in adults: physiological benefits, indications, clinical benefits, and adverse effects. Respir Care. 2016; 61: 529-41.
3. Mehta S, Hill NS. Noninvasive ventilation. Am J Respir Crit Care Med. 2001; 163: 540-577.
4. National Heart, Lung, and Blood Institute ARDS Clinical Trials Network. Higher versus lower positive end-expiratory pressures in patients with the acute respiratory distress syndrome. N Engl J Med. 2004; 351: 327-36.
5. The ARDS Definition Task Force. Acute Respiratory Distress Syndrome-The Berlin Definition. JAMA. 2012; 307: 2526-33.
6. Ferguson ND, Fan E, Camporota L, et al. The Berlin definition of ARDS: an expanded rationale, justification, and supplementary material. Intensive Care Med. 2012; 38: 1573-82.
7. Papazian L, Forel JM, Gacouin A, et al. Neuromuscular Blockers in Early Acute Respiratory Distress Syndrome. N Engl J Med. 2010; 363: 1107-16.
8. Guérin C, Reignier J, Richard JC, et al. Prone Positioning in Severe Acute Respiratory Distress Syndrome. N Engl J Med. 2013; 368: 2159-68.
9. Combes A, Hajage D, Capellier G, et al. Extracorporeal Membrane Oxygenation for Severe Acute Respiratory Distress Syndrome. N Engl J Med. 2018; 378: 1965-75.
10. Modrykamien A, Chatburn RL, Ashton RW. Airway pressure release ventilation: an alternative mode of mechanical ventilation in acute respiratory distress syndrome. Cleve Clin J Med. 2011; 78: 101-10.
11. Barr J, Fraser GL, Puntillo K, et al. Clinical practice guidelines for the management of pain, agitation, and delirium in adult patients in the intensive care unit. Crit Care Med. 2013; 41: 263.
12. 日本集中治療医学会J-PADガイドライン作成委員会. 日本版・集中治療室における成人重症患者に対する痛み・不穏・せん妄管理のための臨床ガイドライン. 日集中医誌. 2014; 21: 539.

索 引

数字

1回換気量	56, 127
I型呼吸不全	20
I型呼吸不全の病態生理	21
II型呼吸不全	24
II型呼吸不全の病態生理	24

あ行

アシドーシス	108
圧SIMV	54
圧換気	52
圧換気量ループ	64
圧時間曲線	64
圧制御量換気	53
アルカローシス	108
インスピロンネブライザー	30
ウィーニング失敗	82
炎症性肺損傷	100
延長したウィーニング	82
横隔膜	9
オートトリガー	65

か行

外肋間筋	9
下気道	6
拡散障害	21
カプノメータの波形	125
カフリークテスト	86
換気	46
換気血流比不均衡	21
換気量時間曲線	64
気管支拡張薬	111
気道抵抗	10, 11
機能的残気量	16
吸気圧	57
吸気時間	58
虚脱肺損傷	100
緊張性気胸	107
経皮的酸素飽和度	123
ケタミン	92
抗コリン薬	111
高酸素症	108
高二酸化炭素血症	19, 108
高流量システム	27, 28
高流量鼻カニュラ	32
呼気終末CO_2分圧モニター	125
呼吸仕事量	11
呼吸数	58
呼吸の運動式	
Equation of motion	12
呼吸不全の分類	19
困難なウィーニング	82
コンプライアンス	11

さ行

サイクル	47
酸素運搬量	3
酸素化	46
酸素化P/F ratio	127
酸素カスケード	17
酸素毒性	101

酸素濃度	59	肺コンプライアンス	10
酸素マスク	29	肺胞-動脈血酸素圧較差	124, 127
時定数	13	肺胞低換気	21
シャント	21	肺メカニクス	126
修正 Borg スケール	128	抜管後喉頭浮腫予防	86
修正 CPIS (Clinical Pulmonary Infection Score)	131	鼻カニュラ	29
上気道	6	鼻マスク	35
人工呼吸器関連肺炎	102	非侵襲的人工呼吸	34
人工呼吸器誘発性肺傷害	99	フェイスマスク	35
静的コンプライアンス	127	フェンタニル	90
挿管チューブ片肺挿管	106	フロー	59
挿管チューブカフ破裂・機能不全	106	フロー時間曲線	64
挿管チューブ脱落	106	プロポフォール	92
挿管チューブ閉塞	106	分時換気量	127
組織の酸素化	3	β_2 刺激薬	111
		ヘモグロビン酸素解離曲線	123
		ベンチュリーマスク	31

た行

ターゲット	47		
ダブルトリガー	68		
単純なウィーニング	82		
治療的 PEEP	69		
低酸素血症	19, 107		
ディスプレイ	121		
低二酸化炭素血症	108		
低流量システム	27, 28		
デクスメデトミジン	92		
動的コンプライアンス	127		
動脈血酸素含量	4		
トータルフェイスマスク	35		
トリガー	47, 59		

ま行

ミストリガー	66		
ミダゾラム	92		
無効トリガー	66		
モルヒネ	90		

ら行

リザーバーマスク	29
理想体重	127
離脱・ウィーニングプロトコル	83
流量(フロー)換気量ループ	64
量 SIMV	54
量換気	51
量肺損傷	99
レスピフローネブライザー	30
レミフェンタニル	90

は行

敗血症 Sepsis-3 定義	129

欧文

A-aDO$_2$	124, 127
A-a gradient	124
ACV (assist/ control)	50
ARDSの治療戦略	74
ARDSベルリン定義	130
atelectrauma	100
auto-PEEP	71
biotrauma	100
BiPAP	36
BPSスコア	88, 89
C	11
CAM-ICUスケール	94
CPAP	36
CPOTスコア	89
E$_T$CO$_2$モニター	125
f	58
F$_i$O$_2$	59
Fletcher-Hugh-Jones分類 (F-H-J)	128
FRC (functional residual capacity)	16
FVループ	64
HFNC	32
IBW	127
ICDSCスケール	95
I:E比	58
MDIスペーサー	112
MRC息切れスケール (British Medical Research Council)	128
Murray Lung Injury Score	131
NIV	34
NIV合併症	39
NIV適応	37
PACV	52
PADケアバンドル	87
PEEP	59, 69
P/F比	124
Pi	57
PRVC	53
PSIMV	54
PSV	50, 55
PVループ	64
R	11
RASSスケール	91
RSBI	127
SASスケール	91
SIMV	50, 54
SOFAスコア	129
SpO$_2$	123
Ti	58
VACV	51
VAP	102
VILI	99
volutrauma	99
VSIMV	54
V$_T$	56

著者略歴

大野博司（おお の ひろし）

2001年	千葉大学医学部卒業
2001〜2003年	麻生飯塚病院研修医
2003〜2004年	舞鶴市民病院内科
2004年	米国ブリガム・アンド・ウィメンズホスピタル感染症科短期研修
2004〜2005年	洛和会音羽病院総合診療科
2005〜2016年	洛和会音羽病院ICU/CCU，感染症科，総合診療科，腎臓内科，トラベルクリニック
2017年〜	洛和会音羽病院ICU/CCU，感染症科

・現在，ICU/CCUでの内科系多臓器不全患者と心臓血管外科を含む術後患者の呼吸循環管理・急性血液浄化療法を中心にして，一般内科外来，感染症特殊外来をこなす

人工呼吸管理ポケットガイド　©

発　行	2018年9月10日　1版1刷
著　者	大野博司
発行者	株式会社　中外医学社
	代表取締役　青木　滋
	〒162-0805　東京都新宿区矢来町62
	電　話　　(03) 3268-2701(代)
	振替口座　　00190-1-98814番

印刷・製本／三和印刷(株)　　　＜HI・KN＞
ISBN978-4-498-17504-4　　　Printed in Japan

JCOPY　＜(社)出版者著作権管理機構　委託出版物＞

本書の無断複写は著作権法上での例外を除き禁じられています．複写される場合は，そのつど事前に，(社)出版者著作権管理機構（電話 03-3513-6969，FAX 03-3513-6979，e-mail: info@jcopy.or.jp）の許諾を得てください．